DE LA RÉTRACTION

DE

L'APONÉVROSE PALMAIRE

(MALADIE DE DUPUYTREN)

PAR

Joseph COSTILHES

Docteur en médecine de la Faculté de Paris,
Ancien interne provisoire des hôpitaux de Paris.

PARIS
A. PARENT, IMPRIMEUR DE LA FACULTÉ DE MÉDECINE
A. DAVY, successeur
52, RUE MADAME ET RUE MONSIEUR-LE-PRINCE, 14

1885

28

DE LA RÉTRACTION

DE

L'APONÉVROSE PALMAIRE

(MALADIE DE DUPUYTREN)

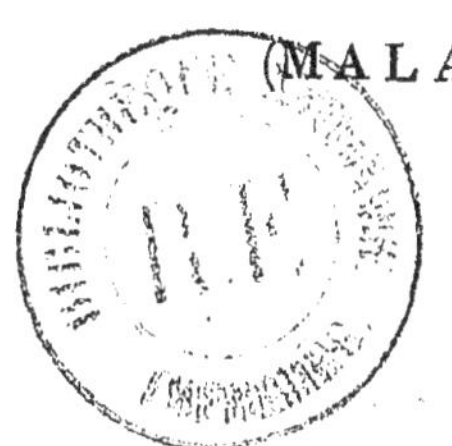

PAR

DÉPÔT LÉGAL
Seine
N° 1602
1885

Joseph COSTILHES
Docteur en médecine de la Faculté de Paris,
Ancien interne provisoire des hôpitaux de Paris.

PARIS
A. PARENT, IMPRIMEUR DE LA FACULTÉ DE MÉDECINE
A. DAVY, successeur
52, RUE MADAME ET RUE MONSIEUR-LE-PRINCE, 14

1885

Td 128
296

A LA MÉMOIRE DE MON PÈRE

LE DOCTEUR COSTILHES

A MON PRÉSIDENT DE THÈSE

M. LE PROFESSEUR LABOULBÈNE

A MES MAITRES DANS LES HOPITAUX

A MES AMIS

DE LA

RÉTRACTION DE L'APONÉVROSE PALMAIRE

(MALADIE DE DUPUYTREN)

AVANT-PROPOS.

L'affection que nous avons prise pour sujet de notre thèse a été déjà bien souvent décrite, depuis le jour où Dupuytren l'a mise en lumière; néanmoins, sur plusieurs points encore, la controverse n'est pas éteinte; on dirait même, à en juger par les publications les plus récentes, que la question étiologique, en particulier, est devenue de plus en plus discutable, les partisans convaincus de la nature purement locale, traumatique, inflammatoire de la rétraction de Dupuytren ne faisant pas de nouvelles concessions à leurs adversaires, qui ne voient dans cette affection qu'une localisation d'une maladie diathésique.

Ayant eu l'occasion d'observer plusieurs cas où l'étiologie, la nature de la maladie, sa curabilité presque complète, nous ont paru des plus remarquables, nous

nous sommes décidé à apporter un document de plus, dont l'intérêt résidera surtout dans les nombreuses observations inédites que nous devons à l'obligeance de nos amis. Nous remercions tout particulièrement MM. Berne, Braine, Camescasse, Cayla, Frémont, Doyen, Lebreton, Lermoyez, Herbland-Morin, Moussous, internes des hôpitaux, M. le Dr Jarjavay, M. le Dr Jalaguier, chirurgien des hôpitaux, qui nous ont fourni des faits fort intéressants.

Nous ne saurions aller plus avant sans adresser ici un témoignage de notre sincère et profonde reconnaissance à M. le Dr Letulle, médecin des hôpitaux, ainsi qu'à M. le Dr Campenon, professeur agrégé, chirurgien des hôpitaux, pour les marques de sympathique amitié qu'ils nous ont données en maintes circonstances, et pour les sages conseils qu'ils n'ont cessé de nous prodiguer pendant le cours de nos études médicales.

Après un court aperçu anatomique, où nous donnerons uniquement les détails importants pour l'étude que nous allons entreprendre, nous passerons en revue, dans un chapitre consacré à l'anatomie pathologique, les lésions les plus fréquemment signalées.

Nous aborderons ensuite l'étiologie et la pathogénie de la maladie de Dupuytren.

Puis, nous consacrerons quelques pages à la symptomatologie, ce qui nous permettra de rapporter plusieurs observations intéressantes au point de vue de la marche de la maladie. Dans le traitement, nous ne donnerons pas en détail les divers procédés chirurgicaux décrits partout ailleurs, nous nous contenterons de faire ressortir tous les avantages d'une médication non sanglante, et nous apporterons plusieurs faits à l'appui.

Il nous a paru intéressant de réunir par ordre alphabétique, dans un tableau d'ensemble, les observations les plus remarquables que nous avons relevées dans les auteurs.

Nous terminons par un index bibliographique où nous avons eu la bonne fortune de noter plusieurs auteurs omis dans les mémoires précédents.

I.

APERÇU ANATOMIQUE.

L'étude détaillée de l'aponévrose palmaire remonte à Dupuytren; car, avant lui, les descriptions données par les différents anatomistes étaient loin d'être complètes.

Quelques années plus tard, Maslieurat-Lagémard (1), dans un mémoire très bien fait, donnait sur cette aponévrose une quantité de détails inconnus avant lui; plus récemment enfin, M. Sevestre (2) a eu l'occasion de vérifier la description précédente, et ses recherches concordent presque en tous points avec celles de Maslieurat.

Nous ferons donc à ces deux auteurs de larges emprunts, car leurs travaux, fort consciencieux, font ressortir certaines particularités sur lesquelles nous désirons appeler l'attention, et que nous croyons nécessaire d'avoir présentes à l'esprit pour rendre plus facile la description de l'affection dont nous avons entrepris l'étude.

D'une façon générale, l'aponévrose palmaire moyenne (3), aponévrose palmaire proprement dite de quelques au-

(1) Maslieurat-Lagémard. Anatomie descriptive des aponévroses et des membranes synoviales de la main, etc., Gaz. méd. de Paris, 1839, p. 273.

(2) Sevestre. Journal de l'anatomie et de la physiologie de Robin, 1867, t. IV, p. 250.

(3) C'est avec intention que nous ne décrivons que la partie moyenne de l'aponévrose palmaire, les parties interne et externe ne jouent aucun rôle dans l'affection qui nous occupe.

teurs, mieux dénommée, dit le professeur Richet (1), ligament palmaire, affecte une forme triangulaire à sommet supérieur ; elle prend naissance en haut sur le ligament annulaire antérieur du carpe, point de terminaison de l'aponévrose antibrachiale ; un peu au-dessous vient s'insérer la petite lame aponévrotique qui fait suite au tendon du muscle petit palmaire, dont l'aponévrose palmaire semble être un épanouissement (Tillaux (2). Arrivée à la partie moyenne de la main, elle se divise en plusieurs faisceaux. Trois de ces faisceaux plus superficiels, plus minces et moins longs que les suivants, s'insèrent au niveau des articulations métacarpo-phalangiennes, à la face profonde du derme. Les faisceaux plus profonds, au nombre de quatre, se rendent à la base des quatre derniers doigts ; ils sont plus résistants et situés dans l'intervalle des faisceaux superficiels (Maslieurat-Lagémard). Chemin faisant, ces bandelettes fibreuses deviennent plus minces, plus larges, et vont se terminer, d'une part, à la peau qui recouvre les phalanges, d'autre part, soit au bord des métacarpiens, soit aux ligaments des articulations métacarpo-phalangiennes, soit à l'aponévrose interosseuse. D'autres fibres se rendent plus bas sur les côtés des doigts, pour se fixer à la peau ou aux bords du tendon de l'extenseur (Sevestre). « Quelquefois même jusque sur les parties latérales de la phalangine » (Polaillon (3). Ces bandes fibreuses vont se continuer

(1) Richet. Anat. méd. chir.
(2) Tillaux. Anat. topogr.
(3) Polaillon. Art. Main, in Dict. encycl., 2e serie, t. IV, p. 25, Paris, 1876.

avec la gaine tendineuse des doigts, qui semble n'être qu'un prolongement de l'aponévrose palmaire renforcée de fibres spéciales ; ces fibres, transversales, contrairement à toutes celles décrites précédemment, qui sont longitudinales, s'étendent d'un métacarpien à l'autre et concourent à former la gaine des fléchisseurs. D'autres fibres, également transversales, signalées pour la première fois par Gerdy, sont situées à la racine des doigts et s'étendent du côté externe de l'index au côté interne de l'auriculaire. Ces fibres forment entre chaque doigt une espèce d'arcade à concavité inférieure limitant les mouvements latéraux des doigts, et sont surtout développées à l'auriculaire, qui ne reçoit que quelques filaments de l'aponévrose (Sevestre).

Maslieurat-Lagémard ne nie pas l'existence de ces fibres, mais n'a pu les rencontrer dans ses différentes dissections.

Blandin, Cruveilhier, Dupuytren, Vidal (de Cassis), pensaient que les faisceaux destinés aux doigts se bifurquaient et les faisaient s'insérer sur les côtés de la phalange ou sur les ligaments des articulations métacarpo-phalangiennes. Maslieurat-Lagémard et avec lui M. Sevestre, ont fait remarquer que cette bifurcation n'est qu'apparente, que la ténuité de la partie moyenne de ces faisceaux est la cause de l'erreur, et qu'en réalité ces fibres existent aussi bien en avant que sur les côtés. Elles descendent aussi plus bas que ne l'avaient indiqué les anciens auteurs (Sevestre), comme nous l'avons dit plus haut.

M. Sevestre fait observer, en outre, que du bord interne de l'aponévrose se détache un fort faisceau qui s'insère au bord interne du 5ᵉ métacarpien; du bord externe se détachent aussi quelques fibres qui s'étendent jusqu'à la face externe du pouce (1).

II.

ANATOMIE PATHOLOGIQUE.

Alibert (2), dans son remarquable Traité, s'exprime en ces termes : « Le paratrime palmaire est une maladie à laquelle on fait peu d'attention et qui tourmente néanmoins dans quelques circonstances ceux qui touchent habituellement des corps durs ou qui appuient par métier leurs mains sur des instruments mécaniques. La plupart d'entre eux se plaignent d'une chaleur vive, d'une sensation tout à fait analogue à celle que fait endurer une brûlure. Un épicier que nous avons traité à l'hôpital Saint-Louis était tourmenté d'un violent prurit dans le creux des mains; il éprouvait en outre tous les inconvénients d'une inflammation chronique, car il s'était opéré une rétraction successive des tendons des muscles fléchisseurs dans les doigts de chaque main, avec endurcissement calleux de la peau qui les couvrait; les gaines des tendons refusaient leur office, il y avait partout adhérence complète. Cette maladie s'est présentée plusieurs fois, elle est alarmante et digne de toute la sollicitude des praticiens. »

(1) Voir Musée Orfila, armoire 39, quelques belles préparations de l'aponévrose palmaire.

(2) Alibert. Monographie des dermatoses, Paris, 1832, p. 16.

Quoique cette description n'entraine pas avec elle une entière conviction, nous nous rangeons cependant à l'opinion de Nélaton (1), et nous pensons avec lui qu'il s'agit là d'une véritable rétraction de l'aponévrose palmaire avec altération de la peau ; d'ailleurs cette affection n'était encore que fort peu connue et désignée sous le nom de *Crispatura tendinum* (Boyer) (2).

L'année suivante, J. Guérin (3) cite l'observation d'un jeune homme de 22 ans, opéré par Dupuytren, et insiste surtout sur l'état particulier que présentait la peau ; voici d'ailleurs ses propres paroles :

« La peau de toute la face palmaire est épaisse, dure, rugueuse, comme changée de nature, et même, entre le pouce et l'index, le tissu inodulaire est tellement évident, qu'on incline à croire au premier abord qu'il y a eu là quelque brûlure ou du moins quelque ampoule ; mais le malade nie avoir jamais éprouvé rien de semblable ; depuis longtemps il ne sue plus de cette main. » L'auteur termine en disant : « Sans nier la participation du tissu cellulaire et de l'aponévrose, nous croyons cependant que l'affection principale était celle de la peau, tissu fibreux aussi, susceptible conséquemment de rétraction, et qui semblait avoir ici changé de nature et s'être transformé en tissu inodulaire. Il y avait d'ailleurs adhérence intime entre la peau et les tissus sous-jacents ; il était impossible de lui faire faire le moindre pli, bien plus, les plis naturels étaient la plupart effacés. »

(1) Nélaton. Path. chir., Paris, 1859, p. 938.
(2) Boyer. Mal. chir., 1831, t. XI, p. 46.
(3) J. Guérin. Gaz. méd. de Paris, 1833, p. 112.

Nous trouvons encore au sujet de l'altération de la peau, dans l'ouvrage de Cruveilhier (1), les quelques lignes qui suivent dont la signification est des plus nettes. L'auteur dit que ce sont les expansions qu'envoie l'aponévrose palmaire au derme de la peau de la main, surtout au niveau des articulations métacarpo-phalangiennes, et le derme cutané lui-même qui « sont affectés de cette corrugation morbide qui plisse la peau et la ramasse en un tampon calleux, inextensible, adhérent et douloureux par la pression ou la traction. L'aponévrose palmaire proprement dite y est complètement étrangère. »

Gerdy (2), cité par Nélaton (3), insiste également sur l'état de la peau et dit que : « La peau est évidemment plus dure, moins extensible ; on ne peut la pincer ni en faire un pli ; elle est unie par un tissu cellulaire plus adhérent aux parties sous-jacentes; elle est moins mobile parce que le tissu cellulaire est aussi rétracté et moins extensible qu'à l'état normal. La dissection montre que l'épiderme est plus épais, le derme plus ferme et en quelque sorte hypertrophié et rétracté. »

Cette opinion qui fait jouer le principal rôle à la peau et au tissu cellulaire sous-jacent est aussi celle de Malgaigne (4) qui « nia résolument que cette dernière (l'aponévrose palmaire) fut pour rien dans la déformation, et il en localisa la cause uniquement dans la peau. » (Le Dentu) (5).

(1) Cruveilhier. Anat. path., 1849, t. I, p. 695.
(2) Gerdy. Chir. prat., 1852, t. II, p. 61.
(3) Nélaton. Path. chir., 1859, t. V, p. 938.
(4) Malgaigne. Leçons d'orthop., 1862, p. 6.
(5) Le Dentu. Art. Main, in Dict. de méd. et de chir. pratique, t. XXI, p. 360.

M. J.-A. Fort (1) adopte également l'opinion de Malgaigne et pense que « l'inflammation des couches profondes du derme déterminerait cette rétraction. »

Dans l'observation plus récente de M. P. Richer (2), l'état de la peau est noté avec attention ; mais bien qu'elle fût en certains endroits calleuse, irrégulière, adhérente et sillonnée de plis transversaux plus marqués qu'à l'état normal, l'examen histologique a fait voir à l'auteur qu'elle était exempte de toute altération.

En 1878, Baum (3), de Dantzig, accepte l'existence des lésions de la peau et prétend que c'est Pitha qui, le premier, a fait jouer aux altérations de la peau un rôle important dans la maladie de Dupuytren.

Nous terminerons l'étude des modifications signalées dans l'état de la peau, en citant une observation dans laquelle ces altérations nous offrent des caractères particulièrement dignes d'intérêt, observation que notre ami, le Dr Letulle, nous a permis de prendre dans son service.

Observation I. (Inédite).

Névralgie sciatique ; rétraction de l'aponevrose palmaire siégeant aux deux mains ; rhumatisme chronique.

Le nommé Deveau (Jules) âgé de 54 ans, chapelier, entre le 31 octobre 1884, salle Saint-Augustin, n° 6 bis, dans le service de M. Moutard-Martin, suppléé par M. Letulle.

(1) J.-A. Fort. Difformités congén. et acquises des doigts, etc. Th. d'agr., Paris, 1869.

(2) P. Richer. Bull. Soc. anat., 1877, p. 124.

(3) Baum. Centralblatt für chirurgie, 1878, n° 9.

Cet homme, jusque-là bien portant, fut pris, il y a quatre ans, de névralgie sciatique gauche; on lui appliqua des vésicatoires, des pointes de feu, qui n'amenèrent que fort peu d'amélioration. Quatre mois après, toutes les douleurs disparurent d'elles-mêmes; le malade était donc en droit de se croire guéri, lorsque, il y a quinze jours, il fut repris, comme la première fois, presque subitement. L'impotence du membre gauche est absolue ; la marche impossible. Les points douloureux sur le trajet du nerf sont manifestes. Massage. Extension forcée du nerf. Pas de résultats.

Injections de chloroforme ; une seringue de Pravaz, tous les matins.

Amélioration sensible ; mais en même temps apparition d'un véritable phlegmon chronique à la partie postérieure de la cuisse, avec crépitation perceptible au toucher et à l'ouïe ; pas de menace de suppuration pour le moment.

Il y a trois ans, le malade s'aperçut que le doigt auriculaire de sa main gauche, ne pouvait plus s'étendre complètement ; en même temps, il sentait que la paume de sa main devenait dure et que la peau s'épaississait en cet endroit. Le petit doigt se fléchissait chaque jour davantage. Six mois après, l'auriculaire de la main droite se prit à son tour ; le malade se décida à entrer dans le service de M. le professeur Richet. Il y subit une opération à la suite de laquelle ce doigt pouvait être facilement mis dans l'extension ; mais le tissu cicatriciel se rétractant progressivement, le doigt recommença à se fléchir et aujourd'hui, un an après l'opération, le doigt affecte la position suivante : la première phalange est fléchie sur la paume de la main, la seconde fléchie sur la première, et la troisième, située dans l'extension par rapport à la seconde.

A la main droite, le doigt auriculaire est dans une position presque analogue ; il n'a été fait, de ce côté, aucune opération, ni aucune tentative de redressement ; la paume de la main est le siège d'une altération particulière : au niveau du pli transversal, qui correspond à la flexion du petit doigt sur la main et sur le trajet du tendon fléchisseur, existe une dépression d'apparence cicatricielle, large environ de 3 millimètres, arrondie, et faisant au niveau de la surface de la peau, une cavité profonde de 2 à 3 millimètres, creusée obliquement de haut en bas et d'avant en arrière. L'épiderme qui entoure cette dépression est manifestement épaissi et on peut en enlever une couche épaisse par le raclage; le fond est irrégulièrement comblé par des masses épidermiques cornées qui tombent après l'application d'une pommade iodurée. On constate alors une atrophie considérable du derme qui semble s'être soudé intimement à l'aponévrose sous-jacente. Dans le reste de la paume de la main, les plis de flexion sont très accusés.

A l'instigation de M. Morin, interne du service, qui avait vu employer ce traitement, pour des faits analogues, alors qu'il était l'externe de M. le professeur Vulpian, on a soumis le malade à l'application permanente d'une pommade ainsi composée : axonge 20, iodure de potassium 10, teinture d'iode 2, sur la main n'ayant subi aucune opération, bien entendu. Au bout de huit jours, la peau était adoucie, ramollie, et le doigt pouvait s'éloigner de la paume de la main d'environ 1 centimètre, après une autre huitaine, l'amélioration avait fait de tels progrès que l'extension pouvait se faire d'une manière presque complète. Depuis quinze jours, on a cessé l'usage de la pommade, le mieux persiste.

Bien que ce malade ne se soit jamais plaint de douleurs ni de raideurs articulaires, nous devons signaler, en terminant, la présence de craquements très nets dans les articulations du genou, du coude et du poignet. Ces signes évidents d'arthrite sont sous la dépendance d'un état général diathésique, auquel nous pensons pouvoir rattacher également la rétraction des aponévroses palmaires que nous avons observée chez lui. Nous avons revu le malade il y a peu de temps et aujourd'hui, 12 février, l'extension se fait presque complètement, à peine le doigt annulaire dépasse-t-il les autres doigts d'un centimètre. La dépression que nous avons signalée dans la paume de la main a en partie disparu.

L'auteur de l'article Main du Dict. Encyclopédique (1) des sciences médicales nous dit que le tissu cellulaire sous-cutané profondément altéré est traversé de tractus fibreux épais, et que les pelotons graisseux de cette région sont atrophiés ; mais déjà Velpeau (2) avait constaté cette lésion, et y attachait une certaine importance, car dans une lettre adressée au directeur de la *Gazette médicale*, il écrit : « ..... Il est à remarquer toutefois que la bride anormale n'est pas constamment formée par l'aponévrose. Chez un malade que j'ai opéré en 1833 à la Pitié, c'était évidemment une transformation fibreuse de la couche sous-cutanée, et je ne serais pas étonné qu'il en fut souvent ainsi. » Il termine en disant : « La rétraction permanente des doigts si bien décrite par Dupuytren, résulte de la transformation en bride fibreuse d'une partie de la couche sous-cutanée du devant des phalanges et non du raccourcissement de l'aponévrose palmaire. »

« Le tissu cellulaire qui double le derme hypertrophié et rétracté participe à ses propriétés ; les altérations s'étendent à l'aponévrose palmaire, à la peau, au tissu cellulaire sous-cutané des doigts et aux prolongements fibreux ou fibro-cellulaires qu'ils reçoivent de l'aponévrose palmaire, peut-être et probablement aux ligaments (Gerdy, Nélaton) (3) latéraux des doigts qui se raccourcissent n'étant plus suffisamment ni chaque jour étendus. »

(1) Polaillon, loc. cit.
(2) Gaz. méd. de Paris, 1835, p. 511.
(3) Nélaton, loc. cit.

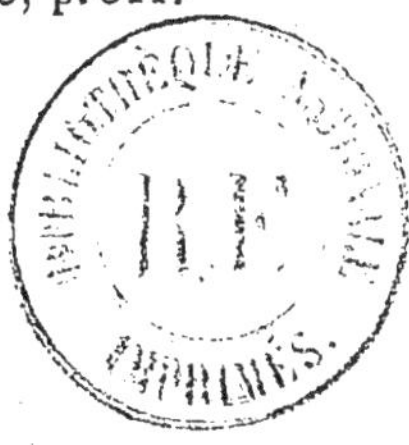

Dans une observation de la thèse de Meillet (1), observation d'anatomie pathologique, communiquée par M. Blum, le tissu cellulaire sous-cutané était évidemment intéressé, car ce n'est qu'après la section de la peau et du tissu fibreux sous-jacent que l'on put étendre les doigts.

Goyrand (2), dans son mémoire à l'Académie de médecine, met surtout en jeu les brides fibreuses qui unissent l'aponévrose palmaire aux tissus de la paume de la main ; pourlui, ces brides seraient toujours de formation nouvelle et détermineraient la rétraction des doigts. Sanson (3) rapporteur du mémoire précédent, montre à l'académie plusieurs mains à l'état normal, disséquées avec le plus grand soin ; à part les prolongements profonds de l'aponévrose palmaire, on en voit plusieurs autres superficiels qu'elle envoie à la peau de la main, aux gaines des tendons et jusqu'à l'extrémité des doigts.

On peut donc admettre avec Goyrand que ces divers tractus fibreux concourent à la rétraction des doigts, mais ils ne sont pas de formation récente dans les cas pathologiques comme il le croyait, puisqu'on les rencontre également à l'état normal ; ils sont simplement hypertrophiés et « anormalement développés ». D'ailleurs, dans un nouveau mémoire sur le même sujet, Goy-

(1) Meillet. Des déformations permanentes de la main, etc., th. Paris, 1874.

(2) Goyrand. Recherches sur la rétraction des doigts, Mém. Acad. méd., t. III, p. 489.

(3) Sanson. Gaz. méd., 1834, p. 219 et Bull. de l'Acad. de méd., t. III, p. 489.

rand se rendit à cette dernière opinion, qu'acceptèrent également Bérard (1) et Nélaton (2) (Polaillon) (3).

Velpeau (4) dans une lettre dont nous avons déjà fait mention, cite un passage de son livre paru en 1833, et dans lequel il dit : « ..... Chez les ouvriers, les cochers et toutes les personnes dont les travaux exigent une flexion presque continuelle des doigts, les fibres les plus superficielles de l'aponévrose palmaire se relèvent quelquefois en brides au-devant des coulisses tendineuses de manière à rendre l'extension des phalanges impossible... Cette infirmité se guérit avec une extrême facilité dès qu'on a coupé en travers sur un ou plusieurs points l'espèce de cercle aponévrotique en question. Il est à remarquer toutefois, etc..... » Le reste de cette lettre relatif aux altérations de la couche sous-cutanée a été cité plus haut.

Gerdy (5) accuse également les tractus fibreux qui s'étendent de la peau et du tissu cellulaire à l'aponévrose, il fait jouer aussi un rôle probable aux ligaments latéraux des doigts.

Nous arrivons, maintenant, aux lésions de l'aponévrose palmaire elle-même. Ici, comme pour la description des symptômes exacts, c'est Dupuytren (6) qui eut le pre-

(1) Bérard. Art. Main, du Dict. en 30 vol., p. 509, t. XVIII, 1838.

(2) Nélaton. Loc. cit.

(3) Polaillon. Loc. cit.

(4) Velpeau. Loc. cit. et Anat. chirurg., 2e édit., t. II, p. 575-576.

(5) Voir plus haut la citation du livre de Nélaton.

(6) Dupuytren. Leçons orales de clinique chirurgicale, 1839, t. IV, p. 478.

mier l'occasion d'observer *post mortem* une main affectée de rétraction des doigts. Il s'agissait de la main d'un vieillard qui fut disséquée avec le plus grand soin ; après avoir détaché la peau qui paraissait normale, « ..... le professeur mit à découvert l'aponévrose palmaire et s'aperçut avec étonnement qu'elle était tendue, rétractée, diminuée de longueur ; de sa partie inférieure partaient des espèces de cordons qui se rendaient aux côtés du doigt malade ; en faisant exécuter des mouvements d'extension aux doigts, M. Dupuytren vit clairement que l'aponévrose subissait une sorte de tension, de crispation, c'était un trait de lumière ; aussi conjectura-t-il que cette aponévrose était pour quelque chose dans les effets de la maladie. Mais restait à trouver le point affecté ; il coupa les prolongements qu'elle envoie sur les côtés des doigts ; immédiatement la contracture cessa, les doigts revinrent au demi-quart de flexion ; le moindre effort ramenait les phalanges à l'extension complète. »

Maslieurat-Lagémard (1) en terminant son mémoire sur l'anatomie de l'aponévrose palmaire, se demande si celle-ci peut bien déterminer la rétraction des doigts, et adoptant la théorie de Dupuytren, il conclut que l'aponévrose palmaire et ses différentes brides peuvent, en effet, être la cause de l'affection.

Maisonneuve (2) accepte les idées de Dupuytren et fait voir à la Société anatomique une main atteinte de rétrac-

(1) Maslieurat-Lagémard. Loc. cit.
(2) Bull. Soc. anat., 1840, p. 77.

tion du doigt auriculaire avec épaississement de l'aponévrose palmaire ; la flexion du doigt se réduit aussitôt après la section de la bride faite en présence de la Société.

Denonvilliers (1), à propos d'un cas présenté à la Société anatomique par Maslieurat-Lagémard pense que : « la rétraction des doigts peut venir de l'aponévrose et de la bandelette moyenne qui se fixe à la peau indépendamment des bandelettes latérales ».

Morel-Lavallée (2) nous fournit encore un cas dans lequel il s'agit d'une flexion du pouce et de l'auriculaire par des brides dépendant de l'aponévrose palmaire.

Dans l'examen des doigts rétractés pratiqué par M. Sevestre (3), les bandelettes terminales de l'aponévrose palmaire beaucoup plus développées qu'à l'état normal, sont facilement suivies jusqu'à l'extrémité inférieure de la deuxième phalange, sur laquelle elles s'insèrent, en ne donnant que quelques fibres à la première.

M. Nicaise (4) présente une main sur laquelle la première phalange d'un des doigts est fléchie et où l'on voit manifestement que le mouvement est bridé par des faisceaux de l'aponévrose palmaire qui s'unissent sur les côtés de cette première phalange. La même année, le même auteur avait présenté à la même Société, la main gauche d'un homme adulte dont le doigt annulaire était fléchi. Cette pièce offre un nodus fusiforme au-dessous

(1) Bull. Soc. anat., 1840, p. 106.
(2) Morel-Lavallée. Ann. de la chir., etc., t. XIII, p. 283.
(3) Sevestre. Loc. cit.
(4) Nicaise. Bull. soc. anat., 1868, p. 428.

de la partie moyenne du quatrième métacarpien, et dépendant de l'aponévrose palmaire. Les fibres continuant ce renflement se rendent à la gaine des fléchisseurs, à l'extrémité supérieure de la première phalange, sur les bords de cette première phalange et même au tendon extenseur.

Pareils faits ont été observés par M. Polaillon (1) et M. le professeur Richet (2). Chez le malade opéré par M. Richet, il y avait trois ou quatre renflements. Ces deux derniers auteurs considèrent dans ce cas ces nodosités comme de véritables fibromes.

Dans l'observation de la thèse de Meillet que nous avons déjà citée, il est aussi question des lésions de l'aponévrose elle-même. Il nous dit en effet que « l'aponévrose est épaissie à son centre. Une languette aponévrotique va s'insérer à l'extrémité inférieure de la phalange de l'auriculaire ; elle n'a aucun rapport avec les tendons des fléchisseurs. Une autre languette se termine dans la peau du petit doigt et envoie un prolongement au périoste de la phalange. On ne peut redresser le doigt qu'après la section du tissu fibreux accolé au périoste ».

Dans l'observation de P. Richer (3) c'est encore l'aponévrose palmaire et l'aponévrose seule qui est en jeu ; il y avait aussi comme dans les cas cités précédemment des nodosités dépendant de l'aponévrose palmaire ; « le faisceau longitudinal qui répond à l'annulaire présente au-

(1) Polaillon. Loc. cit.
(2) Richer.
(3) P. Richer. Loc. cit.

dessous du point qui correspondait au pli palmaire inférieur un renflement fusiforme, d'aspect dépoli, de consistance très dure ». La lésion était semblable à droite et à gauche, car ici la retraction de l'aponévrose était symétrique.

Dans le cas de Ch. Rémy (1), « la dissection de la main gauche fait voir que la lésion porte uniquement sur l'aponévrose palmaire qui est épaissie dans sa portion palmaire. »

Nous trouvons encore dans le livre de M. Lancereaux (2) l'observation d'un homme de 60 ans, mort de phthisie pulmonaire et porteur de rétraction de l'aponévrose palmaire aux deux mains : « La dissection des deux mains permet de constater que les aponévrose palmaires sont le siège d'altérations semblables sinon identiques. La peau adhère normalement au niveau du poignet et de l'éminence thénar; l'adhérence s'exagère un peu à la partie inférieure de l'éminence hypothénar. En bas sur la région moyenne de la paume, au-dessus de la base de l'annulaire, elle se confond avec l'aponévrose dont on ne la sépare qu'en la sculptant avec le scalpel. Ce tégument étant enlevé sur la face antérieure de l'annulaire jusqu'à la troisième phalange, les mouvements du doigt ne sont en rien modifiés; ainsi cette aponévrose est la cause de la flexion forcée des doigts. Les faisceaux longitudinaux sont triplés d'épaisseur, si on les compare aux mêmes faisceaux disséqués sur un sujet fortement

(1) Ch. Rémy. Bull. Soc. anat., 1877, p. 275.
(2) Lancereaux. Traité de l'herpétisme, 1883, p. 183.

musclé. Les quatre languettes longitudinales qui se portent sur chacun des quatre derniers doigts sont parfaitement distinctes. Celle de l'annulaire, au lieu de se perdre en partie dans la peau au-dessus de la racine de ce doigt comme à l'état normal, va s'attacher à la deuxième phalange en se divisant en deux moitiés qui se confondent par leur terminaison avec la gaine fibreuse des tendons des fléchisseurs. »

Dans deux des dernières observations que nous venons de mentionner, l'examen histologique des différents tissus de la paume de la main a été fait et c'est pourquoi nous réunissons ici ce que le microscope a révélé au point de vue des lésions de l'aponévrose.

Voici ce que nous apprend M. Richer : « les faisceaux tendineux sont seulement plus serrés et bien plus nombreux dans le cordon rétracté. Les fibres élastiques qui se rencontrent sur les préparations de l'aponévrose normale entre les faisceaux tendineux sont peut-être un peu plus nombreuses et plus volumineuses sur le faisceau rétracté. »

Dans le cas de M. Lancereaux les lésions semblent un peu plus marquées car, la couche profonde du derme ne contient pas d'aréoles graisseuses et « la couche fibreuse, siège de l'altération, est formée par un tissu fibrillaire très condensé, analogue au tissu tendineux, sans éléments cellulaires ou fibres élastiques intercalés, c'est un tissu scléreux semblable à un tissu de cicatrice. »

Nous devons à notre ami Doyen la bonne fortune de pouvoir publier ici une observation où l'examen de la peau a été fait avec le plus grand soin et où les lésions histologiques étaient des plus évidentes.

Observation II (inédite).

Rétraction de l'aponévrose palmaire. Fibromes douloureux de la paume de la main. Excision. Lésions diffuses du derme et de l'hypoderme. Atrophie des glandes sudoripares.

B..., 54 ans, instituteur, entre le 20 avril 1882, salle Saint-Ferdinand, n° 30, à l'hôpital Tenon, dans le service de M. Lucas-Championnière. Ecrit beaucoup, depuis trois ans surtout, mais n'a jamais eu de crampes dans les mains. Il y a trois mois, apparition d'une petite grosseur dans le pli palmaire inférieur au niveau du médius. La nuit, le malade éprouve en ce point de petites secousses douloureuses ; une tumeur analogue se produit au niveau du quatrième doigt, près de la précédente. La peau se déprime et s'enfonce à ce niveau. Les doigts correspondants (médius et annulaire) ne peuvent s'étendre complètement sans une vive souffrance.

On constate dans le pli palmaire inférieur une induration de la peau, qui s'enfonce sous forme d'un pli profond au niveau des troisième et quatrième doigts, au devant de l'articulation méta-carpo phalangienne, pour adhérer à des brides aponévrotiques dépendant d'une rétraction de quelques faisceaux longitudinaux de l'aponévrose palmaire. L'extension des doigts atteints ne peut se faire sans une certaine violence et sans une vive douleur.

Le 4 mai, M. Lucas Championnière fait, au niveau de l'annulaire, l'extirpation d'un lambeau cutané allongé dans le sens vertical.

Résection des faisceaux saillants de l'aponévrose palmaire. Au niveau du médius, simple incision, et ablation du nodule fibreux sous-cutané. Suture des deux incisions. Pansement de Lister.

Le 8. La réunion est parfaite ; les douleurs spontanées ont disparu depuis l'opération ; les mouvements redeviennent faciles.

1er juin. Une petite grosseur dure se montre de nouveau au devant du quatrième métacarpien. Rétraction de l'aponévrose au niveau du médius. Les phénomènes douloureux reparaissent.

Le 15. M. Lucas-Championnière extirpe le point induré et détache, le long des incisions, la peau des tissus sous-jacents. Les plaies guérissent en quelques jours.

Les douleurs n'existent plus, mais la rétraction aponévrotique se reproduit. Le malade part pour Vincennes le 3 juillet.

L'examen histologique des parties enlevées démontre qu'il s'agit de véritables fibromes développés aux dépens des fibres de l'aponévrose palmaire et adhérents, d'autre part, à la face profonde du derme.

Le tissu sous-dermique est fibreux et induré ; c'est une trame serrée de fibres conjonctives, de corps fibro-plastiques et de fibres élastiques. Les papilles sont aplaties, élargies, déformées et ont presque complètement disparu.

La couche de Malpighi est diminuée d'épaisseur, par contre, la couche cornée est plus épaisse, et, en certains points, le stratum lucidum est réduit à une bandelette imperceptible.

Au niveau des fibromes sous-cutanés, les glandes sudoripares ont disparu.

En un point, nous avons rencontré, dans l'épaisseur d'un de ces fibromes, à côté d'une artériole, la coupe d'un filet nerveux, enclavé entre les éléments fibreux. Sans doute ce fait est de nature à expliquer les phénomènes douloureux observés chez notre malade.

Pour terminer ce chapitre anatomo-pathologique nous croyons devoir citer les lésions concomitantes que l'on a rencontrées dans les différents cas de rétraction de l'aponévrose palmaire.

Les érosions des cartilages que nous considérons comme des altérations dépendant de la cause générale, de la diathèse qui a déterminé aussi la rétraction de l'aponévrose palmaire, et non comme la conséquence de cette dernière affection, ont été signalées par Malgaigne et par M. P. Richer.

L'arthrite sèche que l'on rencontre également assez souvent (Le Dentu, Malgaigne, Polaillon, Richer, Lancereaux). Les lésions rhumatismales ou goutteuses (Cruveilhier, Menjaud, Pozzi, Roque).

La goutte (Largillière).

Les nodosités d'Heberden (C. Paul). Les altérations cardio-vasculaires (Rémy, endocardite végétante. C. Paul maladie d'Hogdson).

Les lésions artérielles (athérome, artério-sclérose) (C. Paul, Lancereaux, observation VII).

Les lésions hépatiques (Rémy, observation VI).

Les lésions broncho-pulmonaires (bronchite chronique, emphysème, Lancereaux, observation V).

Le fibrome de la verge dont nous donnons un exemple dans notre observation VII.

En résumé, tout est plus ou moins profondément touché mais, par ordre de fréquence, ce sont surtout les expansions fibreuses détachées de l'aponévrose se rendant aux phalanges qui sont cause de l'attitude vicieuse des doigts et des brides épaisses saillantes dont la section dans quelques circonstances a permis le redressement complet. (Bull. Soc. anat. 1840, p. 77.)

III.

ÉTIOLOGIE ET PATHOGÉNIE.

La rétraction de l'aponévrose palmaire s'observe beaucoup plus fréquemment, cela est incontestable, dans le sexe masculin, ainsi que l'on peut voir par le tableau des nombreuses observations que nous avons réunies.

On trouve en effet que sur 86 cas de rétractions dues à des causes diverses, il y a 81 hommes contre 5 femmes. L'âge influe aussi d'une manière évidente. Nous avons noté parmi les faits que nous citons que la rétraction existait :

Au-dessous de 20 ans, 2 fois ; de 20 à 40 ans, 8 fois ; de 40 à 60 ans, 32 fois ; au-dessus de 60 ans, 30 fois.

Et pourtant Noble Smith (1), sur 444 femmes examinées, a trouvé 26 fois la main affectée ; mais il distingue la rétraction de Dupuytren de la simple rétraction de l'aponévrose (cette dernière 15 fois).

Comme cette distinction nous paraît trop subtile, nous admettons les 26 cas qu'il nous signale chez la femme.

L'examen a porté sur 700 sujets, et il a trouvé 70 cas. La moyenne de l'âge de ces 70 cas était de 73 ans. L'auteur rejette l'influence de la goutte et du rhumatisme, quoique 6 femmes et 20 hommes aient accusé des antécédents rhumatismaux et 3 hommes la goutte.

(1) Noble Smith. Brit. med. Journ., feb., 1885, p. 275.

Quant à l'influence de l'hérédité, elle nous paraît incontestable : Dupuytren (1), Goyrand (2), Menjaud (3), Largillière (4), Lancereaux (5), Viger (6), nous donnent des observations qui mettent ce fait hors de doute. Largillière cite un cas dans lequel la rétraction existait chez la mère du malade qui fait le sujet de son observation ainsi que chez la propre fille de ce malade, Les cas de rétraction congénitale sont assez rares, mais doivent néanmoins être notés, celui qui paraît le plus probant a été cité par Dupuytren.

L'observation suivante est un exemple de plus à invoquer en faveur de l'hérédité. Faisons remarquer à cette occasion que ce n'est pas tant la rétraction de l'aponévrose palmaire qui est héréditaire, mais bien plutôt les conditions générales, pathologiques, diathésiques qui prédisposent le malade à la rétraction de l'aponévrose palmaire.

Obs. III (inédite). (Communiquée par M. Camescasse, interne des hôpitaux.)

Rétraction de l'aponévrose palmaire des deux mains. Migraine. Nervosisme chez un malade fils de mère rhumatisante et de père migraineux atteint lui-même de rétraction de l'aponévrose palmaire.

M. P.., 53 ans, petit, maigre, brun, migraineux, névropathique,

(1) Dupuytren. Loc. cit.
(2) Goyrand. Id.
(3) Menjaud Th. Paris, 1861.
(4) Largillière. Th. Paris, 1873.
(5) Lancereaux. Traité de l'herpétisme.
(6) Viger. Th. Paris, 1883.

a vu apparaître il y a dix ans une affection non douloureuse de la paume de la main droite. La partie centrale de l'aponévrose palmaire s'est indurée. Peu à peu s'est développé un pli anormal se dirigeant de la partie moyenne de la paume de la main vers la racine de l'auriculaire. Cette corde, que l'on sent encore aujourd'hui, fait une saillie de deux millimètres au plus et présente une largeur de trois millimètres environ. De nouvelles plicatures plus étroites, moins saillantes, se sont formées lentement aux dépens de l'aponévrose palmaire; elles semblent se détacher du centre de l'aponévrose et se portent en divergeant vers la racine des trois autres doigts; les mouvements de la main sont encore très libres, cependant l'extension complète est impossible.

La main gauche commence à se prendre également, mais il n'existe encore qu'une induration très limitée, occupant la partie centrale de l'aponévrose palmaire, à la hauteur du pli moyen de flexion. La mère du malade est rhumatisante, le père migraineux a été atteint de rétraction des deux aponévroses palmaires; la main droite avait été envahie plusieurs années avant la gauche.

Les professions sont-elles vraiment capables de déterminer l'affection qui nous occupe? Ce fait nous paraît des plus discutables si l'on veut bien s'en rapporter à la nomenclature que nous donnons ci-dessous. Joignant aux observations que nous avons recueillies l'indication des professions données par M. Lancereaux (1), nous constatons que presque tous les corps d'état ont fourni leur contingent; c'est ainsi que nous avons relevé :

(1) Lancereaux. Loc. cit.

Garçon de magasin, 1.
Boulanger, 1.
Porteur aux halles, 1.
Commissionnaire, 1.
Marchand de vin, 1.
Caissier, 1.
Entrepr. de charpentes, 1.
Surveillant d'hôpital, 1.
Charretier, 1.
Maçon, 1.
Econome d'hôpital, 1.
Pharmacien, 1.
Sommelier, 1.
Imprimeur, 1.
Instituteurs, 2.
Chapelier, 1.
Employé d'octroi, 1.
Vernisseur, 1.
Cartouchier, 1.
Colleur de papier, 1.
Officier de cavalerie, 1.
Joueur de violon, 1.
Plâtrier, 1.
Percepteur, 1.
Forgeron, 1.
Relieur, 1.
Graveur, 1.
Concierge, 1.
Chef artificier, 1.
Huissier, 1.
Pianiste, 1.
Violoncelliste, 1.
Malade d'hospice, 1.
Couturières, 3.
Domestiques, 2.
Horlogers, 2.
Négociants, 2.
Epiciers, 2.
Médecins, 3.
Marchands des quatre-saisons, 2.
Serruriers, 2.
Jardiniers, 2.
Cochers, 3.
Cultivateurs, 3.
Selliers, 3.
Peintres en bâtiment, 3 (1).

(1) Nous mentionnerons ici la statistique des professions signalées par Noble Smith :

« Ainsi parmi les femmes une maniait le marteau, une autre portait une planche en lavant, une autre tirait la poignée d'une machine à bière ; parmi les hommes, l'un portait de lourds fardeaux dans une brouette, l'autre se servait d'une brosse pour les chevaux, un autre portait une hotte, un autre se servait d'un couperet, un autre pliait des fils en métal, un autre faisait usage du marteau, un autre de la bêche, un autre d'une alène ; il y avait un forgeron, un peintre, un plâtrier, un conducteur, un menuisier, un peintre en voitures, un autre se servait de la pique et

On voit par cette longue liste que ce ne sont pas uniquement les professions manuelles qui nous fournissent des cas de rétraction. L'opinion de Dupuytren était donc trop exclusive sinon erronée, de même celle de Teissier qui faisait jouer le principal rôle à une inflammation chronique, et cependant encore M. Després (1) pense que la rétraction d'origine traumatique est beaucoup plus fréquente que celle qui se développe spontanément. Le traumatisme était invoqué aussi par Avignon de Morlac (2) et Velpeau (3) ; mais alors comment comprendre ces faits où l'on constate l'absence de rétraction chez des manouvriers porteurs de durillons palmaires professionnels, et d'autre part les cas de rétraction manifeste chez des individus, gens du monde, n'ayant pas de profession manuelle ?

Il serait sans doute téméraire de venir nier absolument l'influence de toute cause locale, mais il est, croyons-nous, raisonnable d'admettre, que certains traumatismes chroniques (contusions, pressions, frottements répétés), peuvent être le point de départ de l'affection, sans autres causes ; et encore dans ces cas ne serait-on pas en droit de se demander si les sujets n'étaient pas prédisposés ? Nous touchons, il est vrai, au

de la pelle, un autre nettoyait des plaques de cuivre dans une imprimerie, un autre tournait une manivelle chez un fabricant de pianos. Nous regrettons vivement que sur les 70 cas que l'auteur a observés, il ne nous donne que ce nombre relativement restreint de professions.

(1) Després. Bull. Soc. anat., 1857.

(2) Avignon de Morlac. Loc. cit.

(3) Velpeau. Loc. cit.

point délicat de la question, mais, d'accord avec les auteurs les plus récents, nous pensons que c'est dans les causes générales, dans l'état dyscrasique ou diathésique de l'individu que l'on doit surtout rechercher l'origine de la rétraction de l'aponévrose palmaire.

L'influence des maladies dystrophiques sur le développement de la rétraction de l'aponévrose palmaire n'est certainement pas une idée neuve, et bien que certains auteurs paraissent s'attribuer les premières observations, nous croyons de notre devoir de rappeler ici que bon nombre d'observateurs ont été passés sous silence, qui avaient eux aussi invoqué la goutte et le rhumatisme.

Nous trouvons, en effet, une discussion qui eut lieu à la Société de médecine de Paris, en juillet 1830, à propos d'un fait communiqué par M. de Kergaradec au nom du Dr Béhier (1), de Saint-Mâlo ; dans cette discussion, à laquelle prirent part Gendrin, De Lens, Sandras, etc., on mit en cause l'influence de la goutte.

Le malade dont il s'agit était atteint à n'en pas douter de rétraction de l'aponévrose palmaire et les membres de la Société voyaient si bien dans cette affection une manifestation goutteuse, que plusieurs d'entre eux considérèrent comme des tophus les nodosités indurées que l'on trouvait au niveau de la bride aponévrotique. Nous savons aujourd'hui ce que l'on doit penser de ces renflements que nous avons déjà signalés.

Avignon de Morlac, nous l'avons dit plus haut, bien

(1) Trans. méd., t. I, p. 145.

que faisant jouer le rôle principal au traumatisme, ne nie pas que les affections rhumatismales ou goutteuses ne puissent aussi être mises en jeu.

Dans le livre de Cruveilhier (1), les quelques lignes qui suivent ne permettent pas le doute : « J'ai eu l'occasion d'observer cette rétraction des doigts chez des personnes dont la paume de la main n'avait été soumise à aucune cause de compression ; la plupart de ces personnes étaient affectées de goutte et de rhumatisme. ».

Les observations de la thèse de Menjaud (2) ont trait presque toutes à des malades en puissance de goutte avérée.

MM. Pozzi (3), Houel, Charcot sont aussi d'avis que la goutte joue un grand rôle dans le développement de la rétraction de l'aponévrose palmaire.

Mais le cas qui nous paraît le moins discutable au sujet de l'influence de la goutte est celui cité dans la thèse de Largillière (4). Le malade qui fait le sujet de cette observation présentait des dépôts tophacés au niveau des petites articulations des doigts, il y avait un autre tophus au niveau de l'articulation interphalangienne du doigt auriculaire de la main droite.

Si les observations qui ont trait aux lésions goutteuses sont relativement rares à tel point que M. Lancereaux (5) n'admet pas leur influence, il n'en est pas de même des

(1) Cruveilhier. Traité d'anat., Path. gén., t. I, p. 695.
(2) Menjaud. Loc. cit.
(3) Bull. Soc. anat., 1877, p. 128.
(4) Largillière. Loc. cit., obs. VII, p. 19.
(5) Lancereaux. Loc. cit., p. 188.

lésions rhumatismales qui nous fournissent au contraire de nombreux cas.

La première en date est celle de Plater (1), signalée par tous les auteurs, qui cite le cas d'un avocat rhumatisant.

J. Guérin (2) nous fait voir un malade atteint d'une rétraction de l'aponévrose palmaire coïncidant avec une attaque de rhumatisme.

Nous rapprochons de ce dernier fait un cas de M. Jaccoud (3) ; comme dans l'observation de J. Guérin, le malade est jeune et l'affection de la main s'est développée en même temps qu'une atteinte de rhumatisme articulaire.

Nous ne pouvons nous étendre plus longuement sur ce qui a trait au rhumatisme et nous nous contenterons de citer rapidement les auteurs qui ont signalé des cas dans lesquels la nature rhumatismale de la rétraction de l'aponévrose palmaire est plus particulièrement mise en lumière (4).

(1) Plater. Observationum liber, 1614.
(2) Guérin. Journal Lucas-Championnière, 1843.
(3) Jaccoud. Clinique de la Charité.
(4) Bulley. Med. Times and Gaz., 1864, t. I, page 479, t. II, p. 218.
Lacroix. Th. Paris, 1868.
Roque. Th. Paris, 1872.
Baillod. Id., 1877.
Largillière. Id., 1878.
Jeanpierre. Id., 1872.
Chevrot. Id., 1882.
Polaillon. Loc. cit.
Le Dentu. Id.

Nous ne pouvons cependant passer sous silence le cas suivant, que nous ne trouvons mentionné que dans la thèse de Sabatier (1).

Il appartient à Chomel (2). Dans sa thèse inaugurale, il cite l'observation d'un jeune homme qui, à la suite d'une attaque de rhumatisme articulaire aigu, eut les muscles de la cuisse contractés, et il dit : « A l'avant-bras, la contracture était encore plus remarquable, en ce qu'elle ne portait que sur la partie des muscles fléchisseurs destinés au petit doigt et à l'annulaire, qui sont restés dans une flexion forcée ».

Il y a, pensons-nous, tout lieu de croire qu'il s'agissait là d'une rétraction de l'aponévrose palmaire développée dans le cours ou à la suite d'un rhumatisme. L'erreur d'interprétation de Chomel est excusable, car à cette époque on ne connaissait pas encore l'affection à laquelle Dupuytren a attaché son nom.

Les deux observations suivantes nous paraissent remarquables : l'une par la coexistence d'un rhumatisme subaigu à répétition, l'autre par la coïncidence d'asthme, d'emphysème et d'hémorrhoïdes.

Obs. IV (inédite). (Due à l'obligeance de notre ami Braine, interne des hôpitaux.)

Rétraction de l'aponévrose palmaire. Rhumatisme subaigu.

Le nommé Peltier, âgé de 2 ans, marchand de vin, n'a ja-

(1) Sabatier. Th. de Paris, 1849.
(2) Chomel. Th. Paris, 1813, nº 63, p. 41.

mais eu de rhumatisme aigu, mais il est sujet à des douleurs subaiguës presque continuelles.

Depuis vingt ans, il est atteint de rétraction de l'aponévrose palmaire aux deux mains.

A la main gauche, c'est surtout le petit doigt qui est pris, il est fléchi presque à angle droit sur la paume de la main, celle-ci présente, en outre, des brides saillantes correspondantes aux doigts médius et index qui sont légèrement rétractés.

A droite, ce sont surtout les doigts annulaire et médius qui sont intéressés. Brides saillantes et dépression au niveau des plis palmaires normaux et sur le trajet des tendons fléchisseurs de ces doigts. L'auriculaire est peu fléchi.

Les urines ne contiennent ni sucre, ni albumine.

Obs. V (inédite). (Due à l'obligeance de notre ami Braine, interne des hôpitaux.)

Asthme. Emphysème. Hémorrhoïdes. Rétraction de l'aponévrose palmaire.

Le nommé Dubois, âgé de 52 ans, sellier, est porteur depuis vingt-cinq ans d'une rétraction de l'aponévrose palmaire, siégeant à la main droite, la main gauche est intacte.

Ici, ce sont les doigts index et médius qui sont touchés.

Cet homme n'a jamais eu d'attaque de rhumatisme aigu, mais il est asthmatique, emphysémateux, hémorrhoïdaire et souffre de migraines assez fréquentes.

Les urines sont normales.

La première observation de rétraction de l'aponévrose palmaire dans le cours du diabète, est due à Marchal, de Calvi (1).

(1) Cité par Dreyfous. Pathog. et accidents nerveux du diabète sucré, 1883, p. 108.

Dernièrement, M. Dreyfus-Brissac a de nouveau attiré l'attention sur ce sujet ; deux de ses observations, ainsi que trois autres qui appartiennent à notre ami A. Cayla (1), interne des hôpitaux, sont consignées dans la thèse de Viger (2).

Nous publierons ici une nouvelle observation qui nous est personnelle.

Obs. VI (inédite).

Diabète sucré. Rétraction de l'aponévrose palmaire.

Le nommé de Lahoussaye, âgé de 62 ans, ouvrier bijoutier, entre, dans le courant du mois d'octobre 1884, dans le service de M. le Dr Moutard-Martin, à l'Hôtel-Dieu, salle St-Augustin, lit n° 12, suppléé par le Dr Letulle, qui a attiré notre attention sur ce malade.

Cet homme n'a jamais eu de maladies graves, pas d'antécédents rhumatismaux ni goutteux ; il nous fait observer que vers 1870 il a perdu rapidement toutes ses dents ; il a eu, en 1882, un eczéma de la face et de la tête ; enfin, depuis quatre ans, il est tourmenté par une diarrhée presque continuelle et depuis un an seulement il a commencé à maigrir, et aujourd'hui l'émaciation est pour ainsi dire complète.

Si nous joignons à cela une polyurie abondante (environ 4 litres 1/2 en 24 heures), un besoin continuel de prendre des aliments, sans jamais être rassasié, et une soif inextinguible, nous nous trouvons en présence de tous les signes rationnels d'un diabète confirmé. Les urines troubles, d'une densité élevée, contiennent du sucre en proportion considérable.

(1) Cayla, Gaz. hebdom. 1883.
(2) Viger. Th. Paris, 1883.

Pendant environ trente jours que l'examen des urines a été fait avec le plus grand soin par les élèves du service, on a noté les variations suivantes dans les chiffres de la densité, et de la quantité de sucre et d'urines, rendus en vingt-quatre heures.

La densité a varié de 1,022 à 1,040, la quantité d'urine de 2,500 gr. à 6,000 et la quantité de sucre de 165 gr. à 300 gr.

Ce malade, manifestement atteint de diabète sucré, nous offre en outre un exemple pour ainsi dire classique de rétraction de l'aponévrose palmaire; chez lui les deux mains sont prises; la lésion symétrique intéresse le doigt annulaire seul, elle est plus étendue à droite qu'à gauche. Le doigt sur lequel siège l'affection ne peut, en aucun cas, être étendu plus loin que la demi-flexion; à l'état de repos il forme avec la paume de la main un angle d'environ 45°. Dans la paume de la main et sur le trajet du tendon fléchisseur de l'annulaire, on voit une saillie tellement prononcée, formée par les prolongements de l'aponévrose palmaire, qu'au premier abord on croirait pouvoir l'isoler facilement des autres parties plus profondes; mais, si par la palpation on peut la saisir sans peine, on reconnaît également qu'elle fait corps avec les parties sous-jacentes, et qu'elle se continue aussi sur les côtés avec les autres tissus de la main. La peau est adhérente, mais ne nous offre pas de caractères particuliers. Le malade est en outre atteint d'une hépatite chronique hypertrophique, caractérisée par une augmentation considérable du volume du foie qui déborde de trois travers de doigts le rebord des fausses côtes, donnant lieu à une matité de 15 centimètres sur la ligne mamelonnaire. La consistance de la glande hépatique est considérablement augmentée; le bord inférieur de l'organe est dur et ne parait pas déformé. Pas d'ascite. Rate volumineuse.

Les diverses intoxications professionnelles, et en particulier l'intoxication saturnine, n'ont pas été, que nous sachions, invoquées jusqu'à présent dans l'étiologie de la rétraction de l'aponévrose palmaire, et pourtant il existe un certain nombre de faits, parmi lesquels nous avons réuni les observations suivantes (1) :

Obs. VII (inédite).

Intoxication saturnine. Alcoolisme. Tremblement alcoolique. Arterio-sclérose. Rétraction de l'aponévrose palmaire.

Le nommé H..., âgé de 63 ans, a travaillé pendant cinq ans, de 1871 à 1876, dans une cartoucherie où il était employé à la fonte des projectiles; le même fourneau lui servait pour faire chauffer ses aliments, qui restaient à côté du plomb en fusion. Bref, il eut une première atteinte de coliques saturnines en 1876; puis une autre pendant son séjour à Vincennes; pas d'autres accidents de saturnisme (paralysie, convulsions). On ne constate chez lui aucun accident héréditaire ni rhumatismal, ni goutteux.

Cet homme avoue avoir fait de grands excès de boissons de toute sorte, il est affecté aujourd'hui d'un tremblement général très marqué, plus accentué à la tête et aux membres supérieurs (surtout aux mains). Il est manifestement athéromateux.

Il y a treize mois, sans cause appréciable, le malade s'est aperçu que ses doigts commençaient à se fléchir; cet accident n'a été précédé d'aucun trouble trophique ni nerveux.

A la main gauche, on trouve une bride transversale ; de la partie externe de cette bride part une bride secondaire qui limite les mouvements d'abduction du pouce; en plusieurs points, la peau est déprimée et adhère aux parties sous-jacentes.

A la main droite, la lésion est plus avancée; ici le pouce et l'index sont indemnes; mais à partir du médius jusqu'au bord

(1) Nous devons cette observation à notre excellent ami Cayla. On trouvera au traitement deux autres cas de rétraction développée chez des saturnins.

cubital, la main est creusée d'un sillon très profond, ayant l'aspect d'une véritable cicatrice, au-dessous de laquelle on sent une série de nodosités s'étendant aux doigts médius, annulaire et auriculaire dont elles limitent les mouvements. Le petit doigt plus atteint que les autres, est maintenu à angle droit.

La peau est tout à fait adhérente aux parties sous-jacentes.

De plus, le malade se plaint *d'avoir un os dans la verge*; on trouve en effet, à la base de cet organe, une induration scléreuse, occupant toute la largeur de la verge, sur une épaisseur de quelques millimètres et s'étendant en hauteur de 2 à 3 centimètres.

Il n'y a jamais eu aucun traumatisme de la verge.

Les urines sont normales.

Nous pouvons, grâce à M. Legroux, qui a eu l'extrême obligeance de signaler à notre attention un malade de son service, donner ici une nouvelle observation de rétraction de l'aponévrose palmaire chez un saturnin; qu'il nous permette de lui adresser encore nos plus sincères remerciements.

Obs. VII *bis* (inédite).

Coliques de plomb. Paralysie des extenseurs d'origine saturnine. Rétraction de l'aponévrose palmaire droite au début.

Le nommé Perrin (Jean), peintre, âgé de 42 ans, entre dans le service de M. Legroux, à l'hôpital Laennec, salle Grisolle, n° 15, pour une paralysie des extenseurs, marquée surtout à l'avant-bras du côté droit.

Cet homme a déjà eu trois atteintes de coliques saturnines, il a eu aussi déjà une paralysie de l'avant-bras droit, moins prononcée toutefois que celle dont il se plaint aujourd'hui. Liséré gingival assez apparent.

La main gauche est le siège d'une rétraction cicatricielle, survenue à la suite d'une brûlure produite par l'explosion d'une gargousse ; cette rétraction occupe non pas précisément la paume de la main, mais plus particulièrement la peau des premières phalanges des doigts, qui sont complètement repliés sur eux-mêmes. Il ne s'agit pas ici d'une rétraction de l'aponévrose palmaire ; d'ailleurs l'extension forcée des doigts ne produit aucune bride saillante dans la paume de la main.

A la main droite, les doigts peuvent être facilement étendus spontanément, l'auriculaire cependant reste en avant des autres d'environ un centimètre. Si l'on cherche à étendre complètement ce doigt, le malade accuse une douleur assez vive, qui se reproduit aussi dans certains mouvements, quelquefois même pendant le repos de la main. On constate au niveau du pli palmaire inférieur et sur le trajet du tendon du fléchisseur, se rendant à l'auriculaire une nodosité du volume d'un pois, facilement appréciable et douloureuse à la pression, peu au-dessus existe une autre tuméfaction plus petite.

Au niveau du nodus inférieur, la peau, dure et calleuse, a l'apparence d'un durillon et ce malade nous fait remarquer lui-même que *ce durillon* est, en cet endroit, tout à fait exceptionnel chez les individus exerçant comme lui la profession de peintre. La saillie de consistance fibreuse, que l'on détermine en étendant le doigt, remonte au delà de la partie moyenne de la paume de la main. Nous avons dit que le doigt auriculaire était fort peu fléchi ; il forme un angle obtus avec la paume. Les autres doigts sont sains.

Nous pensons donc pouvoir conclure que nous sommes ici en présence d'une rétraction de l'aponévrose palmaire au début, et que l'on pourra, si l'on suit le malade, assister à la flexion progressive du doigt atteint, à moins toutefois que l'iodure de potassium que le malade absorbe en ce moment n'agisse d'une façon heureuse, comme nous l'avons vu faire dans deux autres des cas que nous rapportons (obs. X et XI).

Quant à l'influence de la syphilis, notée par certains auteurs, on nous permettra de nous montrer très réservé. Dans deux cas appartenant l'un à M. Ricord et l'autre à M. le professeur Richet (1), il s'agissait d'une rétraction de l'aponévrose antibrachiale, mais point de l'aponévrose palmaire. Quant au cas de Chassaignac (2), il est apparu chez un homme maniant la rame, douze ans après l'accident primitif.

Nous sommes heureux de pouvoir nous appuyer ici sur l'opinon de M. le professeur Fournier, que nous avons consulté à ce sujet et qui nous a dit n'avoir jamais rencontré de rétraction d'origine syphilitique.

Quelles qu'en soient les causes, le mécanisme de la rétraction de l'aponévrose palmaire semble facile à expliquer si l'on s'en rapporte aux auteurs : l'aponévrose palmaire et surtout ses faisceaux digitaux épaissis sont atteints de sclérose ; ce tissu fibreux pathologique possède les propriétés de tous les tissus conjonctifs chroniquement enflammés, c'est-à-dire la rétraction, comparable en tous points aux déformations produites par la rétraction des cicatrices vicieuses ; autrement dit, l'attitude vicieuse des doigts est commandée par les brides

(1) Richet. Anat. chirurg.
(2) Chassaignac. Bull. Soc. chirurg., 1858, p. 506.

scléreuses anormalement développées. Mais la question difficile est la suivante : cette sclérose progressive des tissus fibreux de la région palmaire est-elle de nature inflammatoire ou d'origine dystrophique ?

En faveur de l'origine inflammatoire, il y a tous les faits où la paume de la main chroniquement contusionnée, soumise à un traumatisme persistant, prolongé pendant de longues années a présenté quelquefois au début de la maladie des phénomènes de douleur, de chaleur, d'empâtement, comme on le voit dans certaines observations où la rétraction apparaît dans le cours d'un rhumatisme. Et cependant, de l'aveu de tous les observateurs, jamais on n'a vu au microscope trace de lésions inflammatoires je ne dirai pas subaiguës, pas même chroniques ; car nous sommes loin aujourd'hui de l'opinion ancienne, qui voulait que toute sclérose fut fatalement le résultat de lésions inflammatoires éteintes ; on connaît en effet de nombreux exemples de scléroses dystrophiques dans lesquelles l'élément inflammatoire semble faire à peu près complètement défaut.

Il en résulte que l'opinion de M. Lancereaux (1), qui dit : « Il y a lieu de penser que l'absence de produit inflammatoire ne peut appartenir qu'à la période ultime de cette altération et que, dans une phase moins avancée, il en serait autrement », demeure aléatoire.

Pour le moment, un fait certain demeure acquis : c'est la participation fréquente des différents tissus composant

(1) Lancereaux. Loc. cit., p. 183.

la région palmaire (peau, tissu cellulaire sous-cutané, charpente fibreuse sous-aponévrotique reliant l'aponévrose aux gaines et aux couches périostiques, articulations et leurs ligaments).

C'est le cas de rappeler ici l'opinion de Madelung (1) de Bonn : pour cet auteur, la disparition des pelotons graisseux qui occupent normalement les loges sous-cutanées est la cause réelle de la déformation. Ce fait qui a été constaté par beaucoup d'observateurs (Polaillon (2), Richer (3), Lancereaux (4), sert à Madelung pour ériger une théorie pathogénique qui contient un point de vérité : L'âge amène la disparition de la graisse à l'état normal; mais les traumatismes, en déterminant l'inflammation chronique de la paume de la main, agissent de la même façon que fait l'âge, et, alors même que le processus inflammatoire, ce qui est la règle dans le cas actuel, ne se termine pas par suppuration, le résultat est identique : la rétraction atrophique des couches fibreuses enflammées. Pour Madelung, l'influence des pressions répétées enflamme de plus en plus le tissu cellulaire qui n'est plus suffisamment garanti par sa couche adipeuse, d'où : hyperplasie, puis rétraction des cordons fibreux.

Malheureusement pour cette théorie, de même d'ailleurs que pour toutes les théories mécaniques, un grand nombre de rétractions de l'aponévrose palmaire est spon-

(1) Madelung. Berl. Klin. Wochens., 1878.
(2) Polaillon. Loc. cit.
(3) Richer. Id.
(4) Lancereaux. Id.

tané comme nous l'avons vu un peu plus haut ; dans ce cas, force est bien à la théorie de chercher ailleurs, dans l'état général du malade, la raison déterminante de cette sclérose progressive.

Notons ici tout d'abord, la coïncidence si fréquemment signalée de la rétraction de l'aponévrose palmaire avec les scléroses d'autres organes et d'autres tissus. (Cirrhose du foie, artério-sclérose généralisée, fibrome de la verge, sclérose de la moelle).

La cause générale de ces scléroses diffuses est aussi difficile à établir ici que pour toutes les autres scléroses dystrophiques.

Sous une influence générale, très probablement une altération primitive du sang, on voit le système artériel dans ses plus fines ramifications s'entourer d'une zone scléreuse, et ce processus péri-artériel, qui s'accompagne habituellement d'endartérite, retentit autour du vaisseau altéré de façon à détruire progressivement les éléments nobles du parenchyme ou des tissus environnants. Dans d'autres circonstances, notons encore en passant l'opinion de M. Lancereaux (1), qui veut une origine nerveuse probable à la rétraction palmaire, la sclérose semble relever d'un état pathologique du système nerveux. Dans cette hypothèse, la rétraction de l'aponévrose palmaire serait analogue à la sclérodermie, à la trophonévrose de la face ; et l'influence nutritive du système nerveux profondément troublé agirait à distance sur l'aponévrose palmaire comme elle semble le faire sur les

(1) Lancereaux. Loc. cit., p. 188.

articulations dans les arthropathies d'origine nerveuse, et comme elle le fait sur la peau dans la sclérodermie et dans le mal perforant plantaire : une observation due au Dr Dreyfus-Brissac où la rétraction de l'aponévrose palmaire chez un diabétique coïncidait avec un mal perforant plantaire (1) nous paraît des plus intéressantes à ce point de vue.

Ajoutons encore en terminant, que dans le travail récent de Noble Smith (2), l'influence probable du système nerveux (nerve-irritation), lui paraît se manifester par le phénomène suivant : il aurait constaté, en effet, sur 45 cas la rétraction du muscle *long palmaire ;* son tendon proéminent et tendu constituerait le signe révélateur de cet état pathologique.

Notons, en passant, la singularité de cette lésion du système nerveux, capable de produire la rétraction isolée d'un des muscles innervés par le nerf médian.

Remarquons que déjà, en 1832 (3), Dupuytren, dans une observation très connue d'un vieux portier balayeur des rues, signalait la saillie apparente à la partie inférieure de l'avant-bras du tendon du muscle *palmaire grêle.*

Nous rapportons ci-dessous une observation de rétraction de l'aponévrose palmaire développée chez un ataxique, observation que nous devons à l'obligeance

(1) Cité par Dreyfous, loc. cité, p. 108.

(2) Smith. Loc. cit.

(3) Clinique de l'Hôtel-Dieu de Paris, service de Dupuytren, fascicule d'observations sur le retrait des doigts, par le Dr A. Paillard. Journal universel et hebd., etc., 1832, t. VI, p. 67.

de M. Moussous, interne des hôpitaux, qui a bien voulu nous signaler ce malade.

Obs. VIII (inédite).

Ataxie locomotrice progressive. Eczéma chronique des deux jambes. Rétraction de l'aponévrose palmaire.

Le nommé Duchenne, domestique, âgé de 67 ans, entre dans le service de M. le professeur Damaschino, à l'hôpital Laennec, pour des douleurs dans les membres inférieurs avec difficulté très grande de la marche.

Ces douleurs presque continues avec exacerbations fréquentes ont débuté il y a environ huit ans et n'ont fait qu'augmenter depuis cette époque; elles s'accompagnent d'anesthésie plantaire ce qui explique la difficulté de la station debout et de la progression.

Pas de douleurs en ceinture.

Pas de troubles gastriques (gastralgie, vomissements).

Pas de troubles oculaires ; les pupilles sont très contractées, punctiformes.

Depuis le milieu du dos du pied jusqu'à l'articulation du genou, les deux membres inférieurs sont le siège d'un eczéma chronique assez intense ; de plus le gros orteil de chaque pied est dévié vers la partie interne et chevauche sur les autres orteils.

Le malade n'a pas fait de maladies antérieures; mais il accuse des migraines violentes qui l'ont quitté à l'âge de 25 ans ; il est presque entièrement chauve, ses cheveux sont tombés d'assez bonne heure.

La main droite est le siège d'une rétraction de l'aponévrose palmaire peu étendue et limitée à un seul doigt, mais parfaitement caractéristique.

Sur le trajet du tendon du doigt annulaire de cette main, on sent un cordon dur et assez tendu, partant de la racine du doigt jusque vers le milieu de la paume de la main, la palpation nous permet de reconnaître sur ce trajet deux petites nodosités fusiformes situées au niveau des plis naturels de la peau ; cette dernière paraît adhérente aux tissus sous-jacents mais ne nous offre pas de caractères particuliers à noter.

Il n'y a jamais eu bien entendu de traumatisme à ce niveau ; mais le malade accuse la pression exercée par l'extrémité du manche du balai dont il se servait journellement d'avoir produit cette affection. Lorsque le malade étend lui-même ses doigts, l'annulaire ne peut atteindre l'extension complète et surmonte les autres de un centimètre environ ; mais en exerçant une pression un peu forte, on arrive à l'étendre presque à l'égal des autres doigts.

Nous sommes donc ici en présence d'une ataxie locomotrice progressive au début, chez un homme atteint manifestement de la maladie décrite par M. Lancereaux sous le nom d'herpétisme.

N'est-ce pas à cette maladie que l'on pourrait rattacher la rétraction de l'aponévrose palmaire que présente ce malade ?

Quant aux cas de rétraction de l'aponévrose palmaire chez les saturnins, ici encore on doit faire jouer un rôle important aux altérations du sang et à l'état dystrophique constitutionnel, causé par l'empoisonnement chronique par le plomb.

En résumé, qu'il s'agisse d'une sclérose d'origine inflammatoire ou d'une sclérose dystrophique, le fait n'en reste pas moins difficile à expliquer que : l'aponévrose palmaire est aussi fréquemment prise que l'aponévrose plantaire l'est peu ; les aponévroses épaisses de la cuisse, du bras, de la paroi abdominale semblent indemnes, même dans les cas de sclérose diffuse généralisée au système artériel et à la plupart des parenchymes.

On est donc forcé d'admettre une prédisposition locale qui expose l'aponévrose palmaire plus que toutes les autres lames aponévrotiques à la sclérose.

Faut-il chercher dans la structure de cette aponévrose dont la nature tendineuse a été démontrée par les anatomistes, la raison d'être de cette prédisposition morbide? N'est-il pas plus raisonnable d'admettre que la paume de la main est plus exposée, dans sa mobilité constante, aux causes irritantes qui peuvent atteindre la surface du corps? C'est ce que nous nous garderons bien de faire, nous contentant d'exposer les théories, sans vouloir prendre parti plus spécialement pour l'une d'elles, d'autant plus qu'il nous a semblé juste de mettre en relief la part de vérité qui revient à chacune.

IV.

SYMPTOMATOLOGIE.

Nous serons bref sur la symptomatologie de cette affection n'ayant en dehors des observations que nous avons pu réunir, que peu de faits nouveaux à ajouter aux descriptions faites antérieurement et reproduites par tous les auteurs.

Le début de la rétraction de l'aponévrose palmaire est ordinairement latent, c'est pour ainsi dire à l'insu du malade que l'affection s'établit. C'est le plus souvent à l'occasion d'un mouvement étranger, dirons-nous, à la profession ou aux habitudes de l'individu qu'il s'aperçoit que ses doigts ne peuvent plus s'étendre complètement ; dès lors l'attention du malade se porte vers le ou les doigts affectés et il peut pour ainsi dire suivre pas à pas les progrès de la lésion.

Nous devons dire pourtant que ce n'est pas là le seul mode de début ; car il est incontestable que dans certains cas la rétraction s'est annoncée par des sensations de tiraillement, de picotement, de chaleurs, de douleurs. Quelquefois même cette douleur est des plus vives, témoin le malade qui fait le sujet de l'observation II ; nous persistons néanmoins à considérer ce fait comme une exception, car nous ne l'avons jamais observé.

Dans les 86 cas que nous avons réussi à trouver dans

les différents auteurs et qui nous ont paru plus particulièrement intéressants, les deux mains semblent à peu de chose près aussi fréquemment prise l'une que l'autre. Dans la statistique de Noble Smith (1), il y a prédominance pour la main droite.

Souvent les deux mains sont affectées et même à ce sujet M. Jarjavay nous fait part d'un cas dans lequel il s'agissait d'un officier de cavalerie qui vit les doigts de ses deux mains se fléchir en même temps que les orteils subissaient une semblable flexion; le malade attribua son affection à l'influence combinée des rênes et des étriers.

Il est rare que l'affection se manifeste d'emblée sur plusieurs doigts simultanément ; c'est ordinairement l'un des deux derniers doigts qui est pris le premier, et le plus souvent l'annulaire. Vidal de Cassis (2) explique ce fait par la raison que le quatrième doigt est toujours le plus faible, le moins agile, et lutte par conséquent moins facilement contre la flexion involontaire et persistante qui l'attire.

Par ordre de fréquence vient ensuite le médius, puis l'index et enfin le pouce, exceptionnellement disent les auteurs, et ils citent les cas de Dupuytren (2 fois), Goyrand, Malgaigne, Morel-Lavallée, Polaillon. Nous sommes donc heureux de pouvoir y joindre un nouveau fait. (Voir notre observation VII.)

Lorsque l'affection est établie, la rétraction des doigts

(1) Noble Smith. Loc. cit.
(2) Vidal de Cassis. Gaz. méd., 1832, p. 41.

peut aller depuis la simple gêne à l'extension (les doigts forment alors un angle obtus avec la paume de la main) jusqu'à la flexion forcée, les doigts touchant complètement la paume, et y laissant même l'empreinte des ongles. Dans la flexion moyenne, qui s'observe le plus communément, les doigts malades affectent la disposition suivante :

La première phalange est fléchie sur la paume de la main, la deuxième sur la première et la troisième phalange qui est généralement saine est en extension par rapport aux deux autres. La peau dont nous avons étudié les lésions plus en détail précédemment, est sèche, dure, écailleuse, adhérente aux parties sous-jacentes. La disparition des sueurs, qui avait été notée par J. Guérin (1), n'a été mentionnée depuis que par un petit nombre d'auteurs et nos malades n'ont pas su nous donner de renseignements satisfaisants à ce sujet.

Lorsque l'on cherche à étendre les doigts, on fait saillir à la paume de la main des cordons résistants allongés et simulant presque toujours les tendons des fléchisseurs, car c'est sur leur trajet que se manifestent les brides qui déterminent la flexion des doigts ; ce fait explique la méprise des anciens auteurs avant que les dissections anatomo-pathologiques n'aient éclairci cette question.

Dans sa marche, cette affection ne se comporte pas toujours de la même manière. Tantôt elle atteint très rapidement son maximum, tantôt au contraire après avoir fait des progrès assez lents, elle s'arrête et reste

(1) J. Guérin. Gaz. méd., 1833; p. 112.

longtemps stationnaire. D'autre fois encore elle disparaît peu à peu d'elle-même au bout d'un temps plus ou moins long. M. Lancereaux (1) a vu une jeune fille de 14 ans, chez laquelle une rétraction du doigt annulaire de la main gauche disparut au bout de 2 ans; le père de la jeune fille était atteint également de rétraction de l'aponévrose palmaire.

Nous citons plus loin deux faits également intéressants dans lesquels l'affection s'est amendée au bout de quelques années (voir obs. X et XI).

Voici un fait où l'affection rapidement développée demeure à l'état stationnaire depuis 17 ans.

Obs. IX (inédite).

Rétraction de l'aponévrose palmaire. Arthritis.

Docteur X..., âgé de 84 ans, né de parents arthritiques, arthritique lui-même. (Intertrigo, dyspepsie ayant duré plusieurs années, etc.)

Il y a environ 20 ans, il s'aperçut qu'il commençait à avoir de la rétraction de l'aponévrose palmaire qui limitait légèrement les mouvements des doigts. Connaissant l'impuissance des moyens thérapeutiques contre cette affection, il ne se soumit à aucun traitement, et de fait, celle-ci après avoir progressé pendant 2 ans, est depuis cette époque (c'est-à-dire depuis 17 ans) restée absolument stationnaire.

Etat actuel. A la main droite, qui est la plus atteinte, la rétraction porte sur l'index, le médius et l'annulaire. Sur la paume de la main on trouve deux grosses brides qui partant toutes deux, ou semblant partir, des ligaments du carpe, se dirigent,

(1) Lancereaux. Loc. cit., p. 187.

l'une, vers l'indicateur (celle-ci est mince et étroite), l'autre vers le médius. Cette dernière envoie une bifurcation à l'annulaire; elle est épaisse, renflée au niveau de sa division et ne permet pas l'extension des doigts sur la paume de la main à plus de 100°. Le petit doigt est indemne. Si on met le pouce dans l'extension forcée, on constate que l'aponévrose se tend et dessine de petites rides parallèles; néanmoins l'extension complète est possible. La peau est saine, légèrement amincie, néanmoins, au niveau de la plus forte bride.

La main gauche ne présente qu'une seule bride qui se divise également pour aller se perdre dans l'index et le médius; bien que cette bride soit moins tendue que celle de la main droite, la nodosité qui existe, ici encore au niveau de la bifurcation, est plus prononcée qu'à l'autre main. Les autres doigts sont sains. Cette rétraction jointe à une légère raideur articulaire rend les mouvements un peu difficiles; ils sont cependant bien suffisants.

Nous devons cette observation à la complaisance de notre ami le Dr Lebreton, à qui nous adressons tous nos remerciements.

A l'appui de cette observation, dans laquelle il est remarquable de voir le peu de tendance qu'a mis la lésion à progresser, nous ne saurions mieux faire que de signaler le fait suivant qui nous est communiqué par M. Jalaguier, chirurgien des hôpitaux; nous le prions de vouloir bien accepter nos meilleurs remerciements.

Obs. X (inédite).

Rétraction de l'aponévrose palmaire unilatérale. Amélioration considérable sans traitement local.

M. X..., âgé de 46 ans, a vu pour la première fois, vers 1874, les doigts annulaire et auriculaire de sa main droite commencer à se fléchir dans la paume de la main ; peu après ces deux doigts dont l'extension était impossible restèrent invariablement dans la demi-flexion. Le malade attribua cette lésion à l'instrument don il faisait fréquemment usage pour la confection de ses cartouches ; il a renoncé d'ailleurs à cette habitude.

M. Jalaguier a revu M. X..., il y a peu de temps et a été fort surpris de constater que non seulement la rétraction de l'aponévrose n'avait pas fait de progrès, mais encore avait à tel point diminué qu'aujourd'hui l'extension peut se faire presque complètement. Le malade n'a été soumis à aucun traitement pour cette affection.

Nous devons ajouter toutefois que M. X... a pris pendant longtemps de l'iodure de potassium en raison de ses antécédents spécifiques, mais nullement comme traitement de sa rétraction.

Devons-nous considérer la rétrocession de la flexion des doigts comme un bienfait de la médication iodée ? nous n'osons nous prononcer à ce sujet. D'ailleurs M. Jalaguier n'a jamais considéré cette lésion comme spécifique, nous partageons entièrement son opinion car comme nous l'avons déjà fait observer, les rétractions de l'aponévrose palmaire d'origine syphilitique sont excessivement rares si tant est qu'elles existent.

En raison donc de ces deux derniers faits, et de celui que nous avons observé nous-même chez la malade de l'observation I, nous sommes porté à croire que la rétraction de l'aponévrose palmaire n'est pas comme se plaisent à le dire certains auteurs une infirmité grave et le plus souvent au-dessus des ressources de l'art médical.

S'il existe indiscutablement des cas, moins fréquents peut-être qu'on ne le pense, où la rétraction est progressive, rebelle à toute intervention, et se rattachant presque toujours alors à des lésions scléreuses disséminées dans toute l'étendue de la paume de la main, nous pensons néanmoins que la rétraction de l'aponévrose palmaire est bien souvent une affection moins grave, moins profondément incurable.

Fréquemment, même dans les métiers les plus laborieux, elle ne constitue qu'une infirmité à peu près inappréciable.

L'observation suivante montre une fois de plus la curabilité possible de la rétraction de Dupuytren.

Obs. XI (inédite), communiquée par M. le Dr Letulle.

Rétraction de l'aponévrose palmaire guérie partiellement, développée chez un rhumatisant. Anciennes lésions de l'aponévrose palmaire.

Docteur C..., 58 ans, ancien interne des hôpitaux, rhumatisant, a souffert depuis l'âge de 16 ans de douleurs erratiques musculaires articulaires, de névralgies et de migraines. Jamais d'attaque de rhumatisme articulaire aigu. Vers l'âge de 50 ans, après une longue série d'affections cutanées (furoncles, anthrax, echtyma) survenues à la suite d'une piqûre anatomique, le Dr C... vit apparaître dans la paume de la main gauche une nodosité calleuse siégeant sur le trajet du tendon de l'annulaire au niveau du pli de flexion métacarpo-phalangienne ; cette induration, douloureuse au début, s'accompagna assez rapidement de flexion permanente de la première phalange. Cette attitude vicieuse s'exagéra lentement, mais jamais au point d'être une gêne pour les mouvements de la main; bientôt la main droite se prit à son tour au niveau de la même région qu'à gauche, mais de ce côté, les lésions furent moins apparentes; elles se circonscrivirent également au pli de flexion métacarpo-phalangienne.

Vers la même époque, la plante des pieds devint le siège de tuméfactions allongées suivant l'axe, oviformes et *manifestement développées dans l'épaisseur de l'aponévrose plantaire* ; ces saillies, au nombre de deux ou trois de chaque côté, étaient longues d'environ deux centimètres et rendaient la marche douloureuse ; aussi M. C... s'empressa-t-il de faire sur toute l'étendue de la plante du pied des badigeonnages iodés qu'il répétait à de très fréquents intervalles. Sur les conseils de M. le professeur Vulpian, M. C... se mit au traitement par l'iodure de potassium à l'intérieur, et, depuis huit ans, il prend assez régulièrement, chaque jour, de 20 à 40 centigrammes d'iodure.

Actuellement, toute attitude vicieuse des doigts a disparu ; l'extension peut être poussée au point de faire un angle obtus avec le dos de la main. On retrouve cependant les traces de la rétraction palmaire, car en forçant dans l'extension l'annulaire de chaque main, on peut sentir une corde fibreuse très dure, étendue entre les deux plis de flexion palmaire, longue par conséquent d'au moins 2 centimètres, et ce cordon fibreux est adhérent à la peau dans toute cette étendue, surtout au niveau du pli de flexion inférieur. En ce point, la peau adhérente offre un aspect déprimé analogue à celui d'une cicatrice ; ces caractères sont plus marqués à gauche qu'à droite. Mais, détail curieux, depuis quelque temps, une nodosité se forme sur le trajet du tendon fléchisseur du médius, elle est saillante, longue d'un centimètre environ, *douloureuse à la pression*, la peau qui la recouvre lui est intimement adhérente. Le médius jouit de tous ses mouvements normaux.

Ajoutons en terminant que l'on trouve quelques nodosités d'Heberden encore peu développées au niveau des phalangettes de chaque main. M. C... est atteint de dyspepsie avec dilatation de l'estomac.

V.

TRAITEMENT

Nous n'avons pas la prétention de passer ici en revue tous les traitements qui ont été proposés pour la guérison de la rétraction de l'aponévrose palmaire. Il nous suffira de rappeler brièvement que de nos jours encore les avis sont partagés au point de vue de l'opportunité des opérations chirurgicales instituées à cette occasion.

Parmi les chirurgiens, les uns ne craignent pas d'opérer toutes les fois que la rétraction est considérable, de date ancienne et gênante pour la profession du patient ; les autres au contraire refusent quand même et toujours toute intervention chirurgicale.

Nous croyons bon de passer en revue rapidement les différents procédés chirurgicaux d'une part, de l'autre les différentes médications qui ont été successivement préconisées ; nous rapporterons en même temps quelques faits intéressants où le traitement médical a suffi pour produire un résultat satisfaisant ; nous terminerons par quelques considérations sur la valeur des diverses méthodes employées.

Les diverses opérations se divisent en : *a*) section à ciel ouvert ; *b*) section sous-cutanée.

a) Section à ciel ouvert. — Le procédé de Dupuytren, qui consiste en incisions transversales destinées à détruire profondément toutes les brides vicieuses qui déforment les doigts, est aujourd'hui à peu près universellement abandonné pour deux raisons principales : l'une, c'est la réussite incertaine, l'autre c'est le danger auquel se trouve exposé l'opéré : les complications inflammatoires (phlegmon, fusées purulentes, synovite tendineuse) ont été trop fréquemment relevées à la suite de l'opération de Dupuytren.

Le procédé de Goyrand, d'Aix (incisions longitudinales sur chaque bride, puis section transversale des cordons fibreux, réunion par première intention), est trop incomplet et ne met pas à l'abri de la rétraction ultérieure.

Le procédé de M. le professeur Richet, bien supérieur à la méthode de Goyrand, consiste en une incision longitudinale limitée à ses deux extrémités par une petite incision transversale : les deux volets ainsi formés sont disséqués et permettent de sectionner ou d'exciser même la bride. Le résultat immédiat est excellent.

Le procédé de Busch, plus compliqué, est basé sur l'isolement d'un lambeau de peau triangulaire dont le sommet supérieur commence au niveau de la partie la plus élevée de la paume de la main, soulevée par l'extension forcée du doigt rétracté. La base du triangle correspond au sillon qui sépare du creux de la main le doigt fléchi. Tous les tractus fibreux qui empêchent l'extension des doigts sont sectionnés, une fois la peau du triangle disséquée. Busch réunit incomplètement les angles de la plaie, à condition que les sutures ne distendent pas la peau. Ce procédé paraît avoir donné quelques résultats satisfaisants, mais de même que pour les procédés déjà mentionnés, il est regrettable que l'on n'ait pu suivre pendant quelques années les malades ainsi opérés. Le malade de notre observation I, dont la rétraction se reproduisit au bout de quelques mois, est une preuve de la justesse de la remarque qui précède.

Nous arrivons à l'opération recommandée par le professeur Lannelongue. Nous en devons la description à notre ami Frémont (1), interne des hôpitaux. Voici le résumé de l'opération :

Fléchir sur la paume de la main le doigt rétracté, marquer le point touché par le bout du doigt ainsi fléchi ; de ce point, tracer deux incisions se dirigeant vers la base du doigt malade. Détacher le lambeau circonscrit par les deux incisions, en agissant de la pointe vers la base et en sectionnant tous les tissus sclérosés. On étend alors le doigt au maximum ; on suture les deux lèvres de l'espace laissé libre par le déplacement du lambeau abaissé. La suture arrivant jusqu'à la pointe du lambeau, on réunit le lambeau lui-même avec les

(1) Lannelongue. Leçon inédite sur la rétraction de l'aponévrose palmaire, recueillie par M. Frémont.

bords correspondants des lèvres de l'incision, de sorte que le doigt reste droit.

b). *Section sous-cutanée.* — *Procédé d'Astley Cooper et d'Adams.*— Astley Cooper conseilla le premier, paraît-il, les sections sous-cutanées. Adams a repris cette pratique en Angleterre. La division sous-cutanée des brides rétractées, faite par plusieurs ponctions avec le plus petit ténotome, étant terminée, l'extension immédiate des doigts est nécessaire ; on les immobilise à l'aide d'une attelle métallique, et l'appareil ainsi placé doit être maintenu nuit et jour pendant deux ou trois semaines; on conseille la gymnastique des doigts pendant le jour, leur immobilité pendant la nuit ; ce procédé de traitement prolongé et complexe aurait fourni des résultats excellents. Adams cite même une observation où la guérison se maintenait encore treize ans après l'opération. Nos objections sont formelles malheureusement ; ce procédé n'est applicable que dans de rares circonstances ; il faut n'avoir affaire qu'à une ou plusieurs brides simples peu ou pas adhérente à la peau, même dans ces conditions on cite des insuccès notoires.

L'observation du professeur Broca (1), celle de M. Tillaux (2), qui ont donné lieu à deux échecs, en sont la preuve.

Tout récemment, Noble Smith (3) recommandait les

(1) Roque. Loc cit.
(2) Cité par Chevrot, 1882, p. 53.
(3) Noble Smith. Loc. cit.

sections sous-cutanées multiples aussi nombreuses que possible, dans le but de séparer les parties sectionnées et d'empêcher leur réunion primitive et une nouvelle rétraction ; cette opération paraît avoir produit des résultats immédiats favorables.

Nous n'avons pas à parler des différents procédés d'extension forcée qui ont été proposés et qui ont l'inconvénient grave de ne produire aucun résultat. Nous arrivons ainsi au traitement médical et nous commencerons par le massage.

Ce procédé qui tient le milieu entre la thérapeutique médicale et la thérapeutique chirurgicale, était, il y a peu de temps encore, inconnu en France pour le traitement de la rétraction palmaire.

En Allemagne, au contraire, il est employé par certains médecins qui en ont obtenu, parait-il, de fort bons résultats ; et à cette occasion, notre ami, le Dr Georges Berne, nous communique l'observation suivante :

Obs. XII (inédite).

Ancienne paraplégie traumatique. Rhumatisme articulaire. Rétraction double de l'aponévrose palmaire.

M. P..., âgé de 56 ans, agent comptable, a fait vers l'âge de 13 ans une chute d'un lieu élevé, à la suite de laquelle il fut atteint de paraplégie avec rétention d'urine pour laquelle il se sonda pendant quatre mois.

A 21 ans, il eut une méningite et resta fort gravement malade pendant deux mois. Deux ou trois mois après le siège de Paris (siège de la Commune), il eut des douleurs dans toutes les articulations, principalement dans les articulations métatarso-phalangiennes des gros orteils, surtout à droite, et les articulations radio-carpiennes des deux côtés; ces douleurs furent accompagnées d'une fièvre très intense. Il s'aperçut pour la première fois en 1879 que le doigt annulaire de la main gauche ne pouvait plus s'étendre complètement; en 1881 ce fut le doigt auriculaire de la main droite qui se prit à son tour. Voici ce que l'on constate aujourd'hui:

Main gauche. Le doigt annulaire est rétracté et presque entièrement fléchi sur le métacarpe, une bride dure et saillante s'étend de ce doigt presque sur le milieu de la région palmaire; quelques sillons transversaux assez prononcés. Si l'on veut étendre le doigt, on provoque une douleur irradiant jusque vers le coude.

Main droite. La flexion porte surtout sur l'auriculaire qui est très rétracté. Bride très prononcée. L'annulaire est très légèrement fléchi; les autres doigts sont indemnes.

Le Dr Berne nous adresse à ce sujet les quelques lignes suivantes :

« J'ai appris à ce malade à exercer sur sa main un massage méthodique. L'annulaire gauche commence manifestement à mieux s'étendre grâce à ces manœuvres; nous ne saurions dire dans quelle mesure nous espérons voir le massage produire ici un effet durable. Quoi qu'il en soit, en Allemagne, le massage est considéré comme excellent dans ces cas, et le professeur Nosengeil m'a déclaré avoir obtenu dans la rétraction de l'aponévrose palmaire de remarquables résultats. »

Malheureusement, un fait isolé ne peut servir à tirer des conclusions au point de vue de l'opportunité de ce nouveau mode de traitement et de sa réussite dans la rétraction de Dupuytren; néanmoins, nous croyons que cette pratique, qui ne sera en aucun cas nuisible, peut et doit même être essayée dans le traitement de cette affection. Nous n'avons pas l'intention d'entrer ici dans l'étude détaillée des divers procédés de traitement médical proposés ; il nous suffira de rappeler que la plupart des topiques ont été essayés tour à tour, abandonnés et repris. Depuis les cataplasmes, les fumigations, jusqu'aux douches et aux bains locaux les plus divers ; depuis les bandelettes de diachylon (J. Guérin) (1), jusqu'à l'usage des eaux sulfureuses, dont nous trouvons l'indication dans Plater, on peut dire que tout l'arsenal des médications topiques a été passé en revue dans les divers travaux, thèses, mémoires et observations que nous avons dû consulter.

Parmi les auteurs, les uns convaincus de la nature rhumatismale de la maladie de Dupuytren, ont condamné leurs malades à l'usage prolongé des alcalins ; les autres conduits par l'idée théorique de son origine locale et de sa nature inflammatoire, se sont bornés aux fomentations, frictions et onctions à l'aide des pommades résolutives les plus variées, mais où les préparations mercurielles, belladonées et iodurées tenaient la plus large place. Il faut reconnaître que, dans un certain nombre d'observations, l'action topique des préparations grasses contenant une quantité plus ou moins considérable de médicaments actifs (iode, iodure de potassium, mercure) paraît éminemment favorable. Nous tenons de M. le professeur Vulpian lui-même, que dans plusieurs faits qui lui sont personnels, l'emploi prolongé de la pommade iodo-iodurée, dont la formule suit, a donné des résultats des plus remarquables. Voici la formule prescrite par M. Vulpian : axonge, 20 ; iodure

(1) J. Guérin. Journ. Luc.-Championn., loc. cit.

de potassium, 10; teinture d'iode, 2. Cette pommade doit être appliquée en grande quantité sur toute l'étendue de la paume de la main ; on recouvre la main d'une couche épaisse d'ouate, et on fixe le tout avec plusieurs tours de bande. Ce pansement topique doit demeurer en place vingt-quatre heures; on le renouvelle jusqu'à ce que les couches de l'épiderme de la paume de la main soient totalement desquamées. Les résultats sont quelquefois (voyez obs. I, XIII, XIV) extrêmement rapides, au point qu'au bout d'une quinzaine de jours, le malade a déjà récupéré, en même temps qu'une grande souplesse des mouvements, une plus large mobilité dans l'extension.

Les deux observations suivantes, que nous devons à l'obligeance de notre ami Herbland-Morin, interne des hôpitaux, sont une preuve des bons résultats qu'on peut obtenir dans quelques circonstances.

Obs. XIII (Inédite).

Intoxication saturnine. Rétraction double de l'aponévrose palmaire. Traitement par la pommade iodurée. Amélioration considérable.

Le nommé P..., âgé de 49 ans, peintre en bâtiment, entre le 20 février 1884 à l'Hôtel-Dieu, salle Saint-Augustin, lit nº 7 *bis*, dans le service de M. Moutard-Martin, suppléé par le Dr M. Letulle.

Ce malade entre pour des coliques de plomb ; il a déjà eu une première atteinte en 1873. Constipation opiniâtre. Liséré gingival. Pas de paralysie. Traitement de la Charité.

Cet homme est en outre affecté d'une double rétraction de

l'aponévrose palmaire très peu marquée à gauche, fort prononcée au contraire à droite.

Les doigts sont également fléchis sur la paume de la main, à angle à peu près droit ; l'extension est absolument impossible, la flexion difficile ; à tel point que depuis deux ou trois mois il est très gêné pour tenir son pinceau. Il y a environ deux ans qu'il s'est aperçu que sa main ne pouvait plus s'étendre complètement.

On applique en permanence sur la main la pommade iodo-iodurée.

Les coliques ont disparu rapidement, en trois jours, sous l'influence du traitement de la Charité.

Néanmoins, on a gardé le malade pour observer sa main ; et, aujourd'hui, 25 mars, elle est revenue à l'extension complète.

Le malade raconte que quatre ou cinq jours après l'application de la pommade, il a senti sa main « *se dérouiller* » et qu'il a pu commencer à fléchir les doigts plus facilement et à les étendre légèrement.

Depuis, l'amélioration s'est accentuée, et actuellement, les doigts se maintiennent sans efforts dans l'extension.

Obs. XIV (Inédite).

Paralysie saturnine des deux avant-bras. Rétraction de l'aponévrose palmaire gauche. Pommade iodo-iodurée. Amélioration.

Le nommé T..., âgé de 54 ans, peintre enduiseur, entre le 6 mai 1884, salle Saint-Augustin, n° 12 *bis*, dans le service de M. Moutard-Martin, suppléé par le Dr M. Letulle.

Cet homme a eu autrefois deux attaques de coliques de plomb; aujourd'hui, constipation, liséré gingival, paralysie des extenseurs des deux avant-bras sans atrophie.

La main gauche présente une rétraction de l'aponévrose palmaire intéressant les 4e et 5e doigts; ce dernier est fléchi à angle droit, l'annulaire un peu moins.

On soumet le malade à l'application de l'électricité faradique pour sa paralysie, et on fait avec la pommade iodo-iodurée des onctions sur la main affectée.

Le malade quitte l'hôpital un mois plus tard sur sa demande. La rétraction n'existe presque plus ; l'annulaire s'étend complètement, et l'auriculaire proémine à peine sur les doigts voisins, quand ils sont en extension sur la main en supination. On conseille au malade de continuer quelque temps la médication.

Nous rapprochons ces deux faits de celui de l'obs. I, où le malade traité de la même façon (main non opérée) se trouve aujourd'hui dans une situation telle, que l'attitude vicieuse du doigt rétracté a disparu presque en totalité.

Quant à savoir le mode d'action de ce traitement topique, c'est ce que nous ne voulons pas faire ici ; une hypothèse, si admissible qu'elle puisse paraître, laisserait toujours à désirer ; il y a un fait qui résulte de ce que nous avons vu : les couches épidermiques, morcelées par l'action irritante de l'iode et de l'iodure de potassium, détachées par le corps gras qui incorpore les médicaments, tombent vite, laissent presque complètement à nu le derme, et la peau dans sa totalité paraît plus douce au toucher, est manifestement moins dure au bout de quinze à vingt jours de traitement.

Il n'est pas irrationnel d'admettre que l'iode porte son action au delà de la peau ; la médication topique est donc une médication irritante, substitutive même, si l'on peut ainsi dire ; on sait d'autre part que l'iode, médicament altérant par excellence, lutte énergiquement contre tous les processus néoplasiques dont la sclérose est si fréquemment l'expression anatomo-pathologique.

C'est pour la même raison que de nombreux auteurs ont recommandé l'iode à l'intérieur sous forme d'iodure de potassium ; le fait de M. Jalaguier et notre observation XI, où l'amélioration fut si considérable, viennent à l'appui de ce procédé de traitement.

En résumé, loin de condamner les médications topiques, résolutives, nous ne craignons pas de les approuver franchement, nous basant pour cela sur leur inocuité absolue, leur simplicité réelle, leur efficacité non douteuse pour une série de malades qu'il serait intéressant de bien catégoriser, ce que nous n'avons pu faire faute de documents suffisants. D'autre part, l'incertitude des résultats obtenus par toute opération sanglante est tellement notoire, qu'un grand nombre de chirurgiens refusent aujourd'hui leur intervention dans la maladie de Dupuytren. Nous conseillerons donc d'appliquer dès le début, dans l'intervalle des séances de massage méthodique, la pommade iodo-iodurée dont nous avons donné la formule plus haut (1).

(1) Il serait peut être avantageux de remplacer l'axonge par la vaseline, qui conserve la pommade fraîche pendant un temps indéfini.

TABLEAU CONTENANT 86 OBSERVATIONS DE RÉTRACTION DE L'APONÉVROSE PALMAIRE.

NOMS DES AUTEURS.	SEXE.	AGE.	PROFESSION.	MAINS.	DOIGTS.	OBSERVATIONS.
Alibert.	Homme.	?	Epicier.			Erythème; paratrimo.
Avignon de Morlac.	I.	?	Marchand de vins.	Dr.; gauch.	Annulaire; auric.	
Id.	Id.	40 ans.	Cocher.	Id.	Tous; surtout auriculaire.	
Baillod.	Id.	60 ans.	Percepteur.	Gauch.; dr.	Médius; annulaire.	Asthme; hémorrhoïdes.
Id.	Id.	57 ans.	?	?	?	Sciatique; migraines. Doigts peu atteints. Paume de la main surtout prise.
Béhier (de St-Malo).	Id.	34 ans.	Marin.	Gauche.	Auriculaire.	Asthme; goutte.
Berne. (Obs. XII).	Id.	56 ans.	Comptable.	Id. Droite.	Annulaire. Aur. Tr. peu ann.	Rhumatismes. Lésion très doulour. au mouvement. Massage. Amélior.
Braine (Obs. IV).	Id.	52 ans.	Marchand de vin.	Gauche. Droite.	Auric. surt.; méd. annulaire peu. Annulaire; médius.	Rhumatisme subaigu.
Id. (Obs. V).	Id.	52 ans.	Sellier.	Id.	Index; médius.	Asthme; emphysème; migraines; hémorrhoïdes.
Bulley.	Id.	52 ans.	Laboureur.	Gauche.		Rhumatismes.
Id.	Id.	64 ans.	Plâtrier.	Dr.; gauch.		Id.
Cayla (Albert). (Observation VII.	Id.	53 ans.	Cartouchier.	Gauche. Droite.	Pouce. Médius; auriculaire; annulaire.	Coliq. de plomb; alcoolisme. Fibrome de la verge.
Camescasse (obs. III).	Homme.	53 ans.	Sans profession.	Droite.	Auriculaire.	Paume de la main gauche très déprimée.
Charcot.	Id.	?	Id.	Dr.; gauch.	?	Symétrique.
Chevrot.	Id.	59 ans.	Jardinier.	Id.	Index; médius; auricul.; annul.	Bronchite chronique.
Id.	Id.	25 ans.	Sellier.	Gauche.	Auriculaire.	Rhumatisme; hémorrhoïdes.
Id.	Id.	40 ans env.	Pianiste.	Gauch.; dr.	Auriculaire.	
Id.	Id.	45 ans.	Violoncelliste.	Id.	Annulaire.	
Id.	Id.	28 ans.		Droite.	Médius.	Noyaux indurés de la paume héréditaire.
Id.	Jeune fille.	20 ans.			Annulaire.	
Id.	Homme.	66 ans.	Malade d'hospice.	Droite.	Annul.; auricul.	
Chomel.	Jeune homme.			Dr.; gauch.	Annul.; auricul.	Rhumatismes.
Desprez.	Homme.	65 ans.	Forgeron.	Gauche. Droite.	Médius. Médius; annul.	
Doyen (obs. II).	Id.	54 ans.	Instituteur.	Id.	Médius; annul.	Douleurs spont. vives. Ablat. d'un fibrome douloureux.
Dupuytren.	Enfant (fille).	6 ans.		Ann.; auric.	Deux mains.	Congénital; héréditaire.
Id.	Jeune homme.			Droite.	Annul.; auricul.	
Id.	Vieille femme.		Couturière.		Annulaire.	
Id.	Homme.	74 ans.	Concierge-balay.	Droite.	Annul. auriculaire.	
Id.	Id.	20 ans.	Etudiant en droit.	Dr.; gauch.	Index; méd.; annulaire; auricul.	Congénital.
Goyrand.	Id.	72 ans.		Droite.	Surtout le pouce.	
Id.	Id.		Econome d'hôpital.	Dr.; gauch.	Méd.; ann.; aur.	Héréditaire.

TABLEAU CONTENANT 86 OBSERVATIONS DE RÉTRACTION DE L'APONÉVROSE PALMAIRE (*Suite*).

NOMS DES AUTEURS.	SEXE.	AGE.	PROFESSION.	MAINS.	DOIGTS.	OBSERVATIONS.
Goyrand.	Homme.	70 ans.	Pharmacien.	Dr.; gauch.	Méd.; ann.; auric.	
Id.	Id.	78 ans.	Cultivateur.	Droite.	Médius : annul.	
Guérin (Jules).	Id.	22 ans.	Maçon.	Gauche. Droite.	Annulaire. Annulaire.	Peau indurée et rétractée.
Id.		47 ans.	Sommelier.		Méd.; ann.; aur.	Rhumatisme.
Jalaguier (obs. X).	Id.	46 ans.	Sans profession.	Id.	Annulaire; auric.	Amélioration sans traitement.
Jarjavay.	Id.		Officier de cavaler.	Dr.; gauch.		Rétraction concomitante de l'aponévrose plantaire.
Jaccoud.	Id.	29 ans.		Id.		Rhumatisme.
Jeanpierre.	Id.	52 ans.	Concierge.	Droite.		
Id.	Id.	42 ans.	Chef artificier.	Dr.; gauch.	Médius; annulaire.	Névralgie intercostale.
Id.	Id.	55 ans.	Huissier.	Gauche. Droite.	Médius; annulaire; auriculaire. Surtout l'index.	Asthme.
Lancereaux.	Id.	60 ans.	Vernisseur.	Dr.; gauch.	Méd.; ann.; aur.	Eczéma; calvitie; migraine.
Id.	Id.	?				Lichen; hémorrhoïdes.
Id.	Jeune fille.	14 ans.		Gauche.	Annulaire.	Héréditaire.
Largillière.	Homme.	67 ans.	Relieur.	Droite.	Méd.; ann.; aur.	Rhumatismes.
Id.	Id.	62 ans.		Gauche.	Annulaire.	Id.
Largillière.	Homme.	72 ans.	Serrurier.	Dr.; gauch.	Annulaire.	Rhumatisme.
Id.	Id.	74 ans.	Id.	Id.	Médius; ann.; aur.	Sciatique.
Id.	Id.	53 ans.	Graveur.	Gauche. Droite.	Id. Pouce; médius; auriculaire.	Goutte; tophus; héréditaire.
Id.	Id.	81 ans.		Gauche. Droite.	Auriculaire. Annulaire.	Albuminurique.
Id.	Id.	79 ans.	Cocher.	Gauche.	Auriculaire.	Rhumatisme.
Legroux (obs. VII *bis*).	Id.	42 ans.	Peintre.	Droite.	Auriculaire.	Coliques de plomb; paralysie saturnine.
Lebreton (obs. IX).	Id.	84 ans.	Médecin.	Gauche. Droite.	Index; médius. Index; méd.; annulaire.	Arthritique.
Letulle (obs. XI).	Id.	58 ans.	Id.	Dr.; gauch.	Annulaire.	Rhumat.; migraine; nodosités plant. guéries. Amélior. de la rétraction palmaire.
Lermoyez.	Femme.	57 ans.	Couturière.	Gauche. Droite.	Annulaire. Méd.; ann.; auriculaire.	Rhum., nodosités Heberden.
Maslieurat-Lagémard	Homme.		Colleur de papier.	Id. Gauche.	Annul.; auric. Annulaire.	
Meillet.	Id.	54 ans.	Charretier.	Dr.; gauch.	Annulaire; auriculaire.	
Id.	Id.		Peintre.	Gauche. Droite.	Annulaire. Auriculaire.	Alcoolique; saturnin.
Menjand.	Id.	50 ans env.	Caissier.	Dr.; gauch.	Annulaire.	Peau très rétractée; héréditaire; goutte.

TABLEAU CONTENANT 86 OBSERVATIONS DE RÉTRACTION DE L'APONÉVROSE PALMAIRE (*Suite*).

NOMS DES AUTEURS.	SEXE	AGE.	PROFESSION.	MAINS.	DOIGTS.	OBSERVATIONS.
Menjand.	Homme.	69 ans.	Sans profession.	Dr.; gauch.	Annulaire.	Peau adhérente; goutte; héréditaire.
Id.	Id.	75 ans.	Entrep. de charp.	Id.	Annulaire; auric.	Goutte.
Id.	Id.	71 ans.	Domestique.	Id.	Id.	Goutte ; gangrène sénile.
Id.	Id.	45 ans.	Surveillant.	Id.	Médius; annulaire; auriculaire.	Héréditaire.
Morin (obs. XIII).	Id.	49 ans.	Peintre en bâtim.	Id.	Tous sauf le pouce.	Intoxication saturnine; pommade iodurée; amélioration.
Id. (obs. XIV).	Id.	54 ans.	Peintre enduiseur.	Gauche.	Annulaire; auric.	Id.
Moussous (obs. VIII).	Id.	67 ans.	Domestique.	Droite.	Annulaire.	Ataxie locomotrice; eczéma; rhumatisme chronique.
Nicaise.	Id.	Age moyen.	?	Gauche.	Annulaire.	Nodus fusiformes.
Paul (Constantin).	Id.	62 ans.		Gauch.; dr.	Annulaire; auric.	Nodosité d'Heberden; maladie d'Hogdson.
Polaillon.						
Rémy (Ch.).	Id.	62 ans,	March. des 4 sais.	Gauche.	Annulaire.	Endocardite végétante; sclérose hépatique.
				Droite.	Annulaire; auric.	
Richer (Paul).	Id.	Vieillard.	?	Dr.; gauch.	Annulaire surtout.	Arthrite sèche.
Roque.	Id.	Pl. de 66 a.	Médecin.	Droite.	Médius; annulaire; auriculaire.	
Roque.	Homme.	81 ans.	Cocher.	Droite.	Annulaire.	Rhumatisme; névralgie intercostale.
Id.	Id.	40 ans.			Médius.	Syphilis.
Id.	Id.	40 ans.	Employé d'octroi.	Gauch.; dr.	Médius; annulaire; auriculaire.	
Id.	Id.	47 ans.	Epicier.	Gauche.	Annulaire; auriculaire.	
				Droite.	Méd.; ann.; aur.	Plis de la paume tr. prononcés.
Sevestre.	Id.	56 ans.	Cultivateur.	Dr.; gauch.	Index; méd.; annulaire; auric.	
Id.	Id.	Vieillard.		Gauche. Droite.	Médius; annul. Auriculaire.	
Viger.	Id.	72 ans.	Horloger.	Dr.; gauch.	Annulaire.	Diabète; coliques néphrétiques.
Id.	Id.	66 ans.	Négociant.	Id.	Annulaire; auric.	Diabète; impaludisme; héréditaire.
Id.	Id.	70 ans.		Droite. Gauche.	Index; médius. Annulaire.	Diabète.
Id.	Id.	68 ans.	Imprimeur.	Dr.; gauch.		Diabète; syphilis.
Id.	Id.	?	Médecin.	Droite.	Annulaire; auriculaire.	Id.
Id.	Id.	?	?	?	Annulaire.	Diabète.
Id.	Id.	56 ans.	Instituteur.	Id.	Méd.; ann.; aur.	Polyurie sans diabète.
				Gauche.	Médius; auric.	
Observation VI.	Id.	62 ans.	Horloger.	Id.	Annulaire.	Diabète; cirrhose hypertrophique.
Observation I.	Id.	52 ans.	Chapelier.	Id.	Auriculaire.	Rhumatisme; sciatique; pommade iodée. Guérison.

CONCLUSIONS.

I. — La maladie de Dupuytren reconnaît pour cause prédominante un état général dyscrasique (rhumatisme, goutte, diabète, arthritis, herpétisme, saturnisme, syphilis ?)

II. — A ces causes générales, se joignent souvent des causes déterminantes locales irréfutables.

III. — Les lésions de l'aponévrose envahissent fréquemment la totalité de la peau.

IV. — La maladie, loin d'être comme on le pense régulièrement progressive, demeure souvent stationnaire, et présente même parfois dans sa marche une phase d'amélioration spontanée.

V. — Le traitement chirurgical, dont l'efficacité n'est que temporaire, ne doit être conseillé qu'après l'emploi prolongé et réitéré de la médication topique resolutive.

VI. — Les préparations iodurées employées localement, et administrées à l'intérieur, ont produit dans plusieurs observations rapportées par nous des résultats remarquablement favorables. (Voy. obs. I, X, XI, XIII, XIV.)

INDEX BIBLIOGRAPHIQUE

ALIBERT. — Monographie des dermatoses, Paris, 1832, p. 16.
ADAMS. — On finger contract. London, 1879.
— British Med. Journ., 1878.
AVIGNON DE MORLAC. — Th. Paris, 1832, n° 26.
BAILLOD. — Th. Paris, 1877.
BAUM. — Centralblatt für Chirurg., 1878, n° 9.
— Arch. gén. de méd., 1879, t. II, p. 106.
BÉHIER (de Saint-Malo). — Trans. méd. 1838, t. I, p. 146.
B. ANGER. — France méd., 1875.
BÉRARD. — Art. Main, Dict. en 30 vol., 1838.
BESNIER. — Art. Rhumatisme, Dict. encyc. des sc. méd.
BLUM. — Chirurgie de la main, 1882.
BORDIER. — Journ. de thérap., 1883.
BOYER. — Malad. chirurg., 1847, t. IV, p. 44.
BULLEY. — Med. Times and Gaz., 1864.
CAYLA (Albert). — Gaz. hebd., 1883.
CHARCOT. — Bull. Soc. anat., 1877.
CHASSAIGNAC. — Bull. Soc. chir., 1858, t. VIII, p. 506.
CHEVROT. — Th. Paris, 1882.
CHOMEL. — Th. Paris, 1813, n° 63, p. 41.
COOPER (Astley). — Œuvres chirurg., 1837, p. 122.
— On disloc. of the joints and fract., 2e éd., p. 287.
CRUVEILHER. — Bull. Soc. gén., t. I, p. 695.
DENONVILLIERS. — Bull. Soc. anat., 1840, p. 106.
DESPRÉS. — Bull. Soc. anat., 1877.
— Gaz. méd., Paris, 1880.
DUPUYTREN. — Journ. univ. et hebd., 1832, t. V et VI.
— Transactions médicales, t. XI.
— Gaz. méd., Paris, 1833.
— Leçons orales de clin. chir., t. IV, 1839.
EULENBURG, — Berl. Klin. Wochens., 1864.

Fort (J.-A.). — Th. agrég., 1869.
Gerdy. — Chir. prat., 1852, t. II.
Goyrand. — Mém. Acad. méd., 1883, t. III, p. 489
— Gaz. méd. Paris, 1835, p. 481 et 1834 p. 219.
Guérin (Jules). — Gaz. méd. Paris, 1833, p. 113.
— Journ. méd. de Championnière, 1843.
Hõuel. — Bull. Soc. anat., 1877.
Hueter. — Grundriss der Chirurgie.
Jeanpierre. — Th. Paris, 1882.
Jaccoud. — Clin. méd. de la Charité, 1874, p. 598.
Kœnig. — Lehrbuch der spec. Chir., 11, 736.
Lacroix. — Th. Paris, 1868.
Lancereaux. — Traité de l'herpétisme, 1883, p. 179.
Largillière, — Th. Paris, 1878.
Le Dentu. — Art. Main, Nouv. dict. méd. et chir., p. 359.
Lemoine-Maudet. — Th. Paris, 1832, n° 141.
Maisonneuve. — Bull. Soc. anat., 1840, p. 77 et 106.
Madelung. — Berl. Klin. Wochens., 1875, n° 15 et 16.
— Revue Hayem, 1875, t. VI, p. 266.
Malgaigne. — Leçons d'orthopédie, 1863, p. 6.
Marchal (De Calvi). — Recherc. sur les accidents diabétiques, 1864.
Maslieurat-Lagémard. — Bull. Soc. anat.. 1840, p. 106.
— Gaz. Med. Paris, 1839.
Meillet. — Th. Paris, 1874.
Menjaud. — Th. Paris, 1861.
Morel-Lavallée. — Th. agrég., Paris, 1844.
— Ann. de chir., t. XIII, p. 283.
Nélaton. — Path. chir., 1859, t. V, p. 937.
Nicaise. — Bull. Soc. anat., 1868, p. 379 et 426.
Noble Smith. — British Med. Journ., 7 feb. 1855, p. 275.
Paillard (A). — Traité des aponévroses, Paris, 1827.
Paillard. — Journ. univ. et hebd., 1832, t. VI, p. 67.
Paul (Constantin). — Maladies du cœur, p. 320.
Plater. — Observationum liber, 1614, t. II, p. 498.
Polaillon. — Art. Main, Dict. encyc. sc. méd., p.
Pozzi. — Bull. Soc. anat., 1877, p.
Rémy (Ch.). — Bull. Soc. anat., 1877, p. 275.

RICHER (Paul). — Id., p. 124.
RICHET. — Anat. méd. chir.
ROQUE. — Th. Paris, 1872.
ROGNETTA. — Trans. méd., t. XII, p. 128.
SABATIER. — Th. Paris, 1849.
SANSON. — Gaz. méd. Paris, 1834, p. 219.
SEVESTRE. — Journal Robin, 1867, p. 250, t. IV.
STETTER. — Deutsche Zeit. für Chir., 1881.
TILLAUX. — Anatomie topogr.
TEISSIER. — Bull. Soc. anat., 1835, p. 1.
VELPEAU. — Anat. chir., 2e édit., t. II, p. 575.
— Gaz. méd. Paris, 1835, p. 511.
VERNEUIL. — Bull. de chir., 1862.
VIDAL (De Cassis). — Gaz. méd., 1832, p. 41.
VIGER. — Th. de Paris, 1883.
VULPIAN. — Gaz. des hôp., 1883, p. 58.
WALZBERG. — Deutsche Zeit. für Chir., 1881.

TABLE DES MATIÈRES

Paris. — A. PARENT, imprimeur de la Faculté de médecine, A. DAVY, successeur, 52, rue Madame et rue Monsieur-le-Prince, 14.

BIBLIOTHÈQUE NATIONALE R.F. IMPRIMÉS

www.ingramcontent.com/pod-product-compliance
Ingram Content Group UK Ltd.
Pitfield, Milton Keynes, MK11 3LW, UK
UKHW022101170726
13837UKWH00003B/1041

9 782329 121765